食疗应用版

护眼本草

聂天祥 / 编著

本草

HUYAN BENCAO

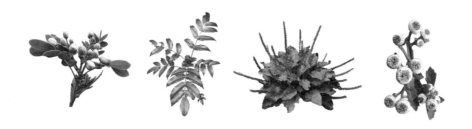

U0346581

中国中医药出版社
·北京·

图书在版编目（CIP）数据

护眼本草：食疗应用版/聂天祥编著 . —北京：中国中医药出版社，2017. 6（2018.10 重

ISBN 978 - 7 - 5132 - 4129 - 8

Ⅰ.①护… Ⅱ.①聂… Ⅲ.①眼病－食物疗法 Ⅳ.①R247. 1

中国版本图书馆 CIP 数据核字（2017）第 070432 号

中国中医药出版社出版

北京市朝阳区北三环东路 28 号易亨大厦 16 层
邮政编码　100013
传真　010 64405750
三河市同力彩印有限公司印刷
各地新华书店经销

开本 710×1000　1/16　印张 17　字数 236 千字
2017 年 6 月第 1 版　2018 年 10 月第 2 次印刷
书号　ISBN 978 - 7 - 5132 - 4129 - 8

定价　48. 00 元
网址　www. cptcm. com

社 长 热 线　010 - 64405720
购 书 热 线　010 - 89535836
侵 权 打 假　010 - 64405753

微信服务号　zgzyycbs
微商城网址　https：//kdt. im/LIdUGr
官 方 微 博　http：//e. weibo. com/cptcm
天猫旗舰店网址　https：//zgzyycbs. tmall. com

如有印装质量问题请与本社出版部联系（010 64405510）

内容提要

本书根据本草学原理，结合现代研究，详细介绍了 141 种常见食物在眼病食疗中的应用。书中介绍的食疗食物内容在日常生活中简便实用，具有普及性和通俗性。本书充实和丰富了中医眼科治疗学的内容，适合广大中、西医眼科医生及护理人员在工作中参考，相信会受到广大眼病患者及喜爱健身养生人群的欢迎。

前　言

在中医学的本草学中，有一些对眼病具有治疗作用和对眼具有保健作用的药性食物，它们既是日常生活中的食物，又可以作为药物。这些药性食物成为当今中医眼科食物疗法的重要构成因素。在中医眼科领域，目前尚没有系统论述眼科食疗食物的专著，关于眼病食疗食物的资料散见于历代本草、方书、现代综合性食疗书籍和少量的眼病食疗书籍中。编者得益于当今信息时代的发达，在查阅了大量古今医籍和期刊，结合自身长期从事中西医结合眼科诊疗工作的临床实践经验后，编著成这本《护眼本草》（食疗应用版）。全书收集眼病常用食疗食物141味，基于本草学的理论，介绍每味食物的性味、功能、用法和使用注意，重点总结归纳每味食物在眼病食疗方面的应用，规范眼病适应证，明确食疗理念，特别详细介绍食疗方剂的制法。本书对每味食物的成分和药理做了详细的阐述，引导读者运用中医传统理论结合现代医学对眼科食疗食物进行深入的科学研究，使眼病食疗食物的治疗范围得到进一步拓展，使眼科食疗食物的治疗效果得到进一步提高。

在日常生活中，对眼病具有食疗价值的食物很多，《护眼本草》（食疗应用版）仅收录了其中的一部分。就已入编的食物而言，在眼病适应证、食疗方剂的筛选、食疗理念的论述等方便都存在不足之处。所有这些，有待我们在今后眼病食疗的实践中不断挖掘、不断探索、不断总结，使护眼本草得到进一步的充实、发展和提高，让其更好地为眼健康事业服务。

编者

2017 年 3 月

凡　例

1. 本书按自然属性和应用习惯，将眼科食疗食物分为果品、蔬菜、菌藻、畜禽、水产、造酿、谷物等七大类，每大类下，结合眼科食疗特点又分若干小类。每小类食物按照汉字笔画由少到多排列。

2. 本书食疗食物的正名，基本沿用《中华本草》中的药物正名，根据食疗的特殊性，一些日常用的食物，则采用生活中熟习的食物名，将其药物正名列于食物名后，并注以本草正名。

3. 每味食物分列出处、来源、异名、药性、功能、用法用量、使用注意、现代研究、文献摘要、眼病食疗方例、附等11个项目。出处是指该食疗食物正名的出处，不是指该食物最早作为药用的出处。文献摘要主要摘录和该食物相关的眼科资料。附是分列与该食物相关的入药部分，或该食物的变种（或改良品种），或该食物的加工品。文献摘要和附无内容时从略。出处、来源、异名、药性、功能等项目的资料主要来源于《中华本草》。

4. 用法用量介绍食物作为药用内服（水煎）时的用量，同时介绍日常食用的方法及用量。

5. 眼病食疗方例包括适应证、方名（无方名者从略）、主要组成、制法、使用方法、本方功用、方药出处等，方药出处只注书名，期刊则注期刊名称及出版年份、卷、期。

6. 使用注意主要包括病症禁忌、妊娠禁忌、饮食禁忌、毒副反应及制作要点等。

7. 现代研究分成分和药理两部分，包括营养成分、化学成分及与眼病相关的药理。现代研究的资料主要参考《中华本草》、《中药大辞典》（第二版）、《中医药膳学》（陈静主编）、《中国食疗大全》（第三版）、《中华食疗大观》等书，参考其他书籍或期刊者，则注明出处。

目　录

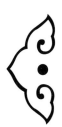

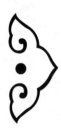

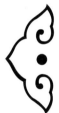

第三章　菌藻类

第四章　畜禽类

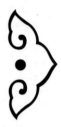

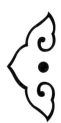

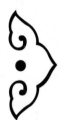

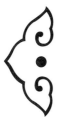

第一章

果品类

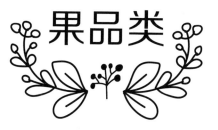

第一节　干果类

大　枣

【出处】《神农本草经》。

【来源】为鼠李科植物枣 *Ziziphus jujube* Mill. 的果实。

【异名】干枣、红枣、南枣、枣子等。

【药性】味甘，性温。归心、脾、胃经。

【功能】补脾胃，益气血，安心神，调营卫，和药性。

【用法用量】水煎服，9～15 克（或 3～20 枚）。日常水煮食，可加少量生姜同煮。

【使用注意】

1. 脘腹作胀，苔腻者，不宜食用。

2. 大枣含糖量较高，糖尿病患者不宜食用。

【现代研究】

成分：大枣果实的水溶性浸出物中含果糖、葡萄糖，果实所含的主要脂肪酸是油酸，还含三萜酸类、皂苷类、甾醇类化合物及生物碱。果肉中含丰富的维生素 P（芦丁）、维生素 C、维生素 B_1、维生素 B_2、烟酸、胡萝卜素，多种氨基酸和包括硒在内的 36 种元素。

药理：大枣有免疫兴奋作用，给小鼠连续灌服大枣多糖，可显著提高小鼠腹腔细胞的吞噬功能，促进溶血素和溶血空斑，促进淋巴细胞转化及提高外周血淋巴细胞分解。大枣还有增强肌力、抗氧化、延缓衰老、催眠和增强睡眠、抗癌、抗变态反应等作用。

 眼病食疗方例

1. 用于葡萄膜炎反复发作，细胞免疫功能低下者。

红枣 10 枚，生黄芪 30 克。二味水煎头、二煎，每次煎 30～50 分钟，头、二汁分早、晚 2 次服，每日 1 剂。本方补脾益气扶正，可增强机体细胞免疫功能，亦可用于单纯疱疹性角膜炎的抗复发治疗。(《眼病食疗》)

2. 用于年龄相关性白内障（即老年性白内障）初起期，偏于脾气虚弱者。

参枣米饭：大枣 30 克，党参 15 克，糯米 250 克，白糖 50 克。先将党参、大枣加适量水，煎汤取汁，并将大枣取出备用；将白糖加入药汁中，再煎成浓汁备用；将糯米置瓷碗中，加适量水，蒸熟，将备用的大枣摆放在饭上，最后将备用的药汁加热，倒入饭内即成，当午饭食用。本方补脾益气，养血明目。(《中医食疗》)

3. 用于高度近视患者的保健，属气血两虚者尤宜。

当归红枣赤豆汤：红枣 10 枚，当归 30 克（纱布包，扎口），赤小豆 100 克（水浸泡 1～2 小时）。三味加适量水煮汤，豆烂，取出当归药包，饮汤食枣、豆，可当早点服。本方补气养血明目。(《中华食物疗法大全》修订本)

备注：大枣一般指红枣。如果选择枣的适宜品种，将鲜果熏制成乌色的干品，即是黑枣，其功效与红枣相似，而滋补作用更强。

山 楂

【出处】《本草衍义补遗》。

【来源】为蔷薇科植物山里红 *Crataegus pinnatifida* Bunge var. *Major* N. E. Br.、山楂 *Crataegus pinnatifida* Bunge 的成熟果实。

【异名】朹、棠梂子、山里红果、映山红果、酸梅子、酸查、胭脂果等。

【药性】味酸、甘，性微温。归脾、胃、肝经。

【功能】活血化瘀，消食化积。

【用法用量】水煎服，10～15克，大剂量30克。鲜食，适量。

【使用注意】

1. 胃酸过多者不宜食用。

2. 孕妇慎服。

【现代研究】

成分：山楂果实中有含量较高的维生素C，胡萝卜素和钙。果实中还含左旋表儿茶素、槲皮素等黄酮类化合物，绿原酸、枸橼酸等有机酸类成分，山楂酸、熊果酸、齐墩果酸等三萜酸类化合物，以及甲脂类、黄烷聚合物、糖类和花色素类。

药理：实验证明，山楂有较持久的降压作用，有效成分为山楂三萜酸和山楂黄酮。山楂还有降血脂、扩张血管、抗氧化、免疫增强、抗菌、促进消化、收缩子宫等作用。

眼病食疗方例

1. 用于高血压眼底病变，视网膜动脉硬化。

①山楂粥：生山楂30～40克（或鲜品60克），粳米60克，赤砂糖10克。将山楂入砂锅内，加适量水，煎取浓汁，去渣，加入粳米，补加适量水，煮成粥，最后加入砂糖，早、晚餐2次分服。本方扩张血管，降血压，降血脂。②菊楂决明饮：生山楂片15克，菊花3克，草决明（决明子）15克。三味放入保温杯内，以沸水泡闷半小时，代茶饮，可反复冲泡，每日1剂。本方平肝清肝，活血明目，降血压降血脂。（《药膳食谱集锦》第二版）

2. 用于视网膜出血，病程较长，出血病灶基本稳定。

生山楂 15 克，生藕节 15 克。二味水煎头、二煎，每次约煎 20 分钟，头、二汁分早、晚 2 次服，每日 1 剂。本方化瘀止血。（《眼病食疗》）

3. 用于视神经萎缩患者的保健，适用于气血瘀滞者，或舌有瘀斑。

桃仁山楂粥：生山楂 25 克，桃仁 15 克（家用粉碎机打成细末），大米 100 克。先将山楂加适量水，煎取浓汁，去渣，加入大米、桃仁粉，补加适量水，煮成粥，当早、晚餐服，每日 1 剂。本方祛瘀，通窍，明目。（《中华食物疗法大全》修订本）

备注：入药用山楂，有多种炮制方法，未经炮制者为生山楂。

龙眼肉

【出处】《开宝本草》。

【来源】为无患子科植物龙眼 *Dimocarpus longan* Lour. 的假种皮。

【异名】龙眼、益智、荔枝奴、圆眼、蜜脾、桂圆、元眼肉等。

【药性】味甘，性温。归心、脾经。

【功能】补心脾，益气血，养心神。

【用法用量】水煎服，10～15 克，大剂量 30～60 克。日常可蒸服、煮粥或熬膏。

【使用注意】

1. 腹胀或有痰火者不宜食用。

2. 本品中葡萄糖含量较高，糖尿病患者不宜食用。

【现代研究】

成分：干果肉所含的可溶性部分，其中有蛋白质，脂肪，葡萄糖，蔗糖及维生素 B_1、维生素 B_2、维生素 C，芦丁，还含酒石酸，腺嘌呤，胆碱和反式罗勒烯、反－丁香烯等挥发油成分 61 种。

药理：龙眼肉提取液体外抑制小鼠肝匀浆过氧化脂质生成，具抗衰老作用和抗突变作用。

【文献摘要】《神农本草经》："久服强魂，聪明，轻身不老，通神明。"

眼病食疗方例

1. 用于中心性浆液性脉络膜视网膜病变的恢复阶段，黄斑部水肿（盘状神经上皮浆液性脱离）基本吸收，视力未恢复。

龙眼肉 10 枚，白糖适量。将龙眼肉置碗内，加入白糖，隔水蒸熟服，每日 1 次。本方补气血、养心神，有助视力的提高。（《临床食疗手册》）

2. 用于年龄相关性白内障初起期。

龙眼肉、枸杞子各适量。取枸杞子 7 粒，嵌入 1 枚龙眼肉里，每次 7 枚，隔水蒸熟服，每日 1 次。本方填精补血明目，适用于精血不足者，亦可用于年龄相关性黄斑变性（即老年性黄斑变性）早期。（《中华食疗大观》）

3. 用于眼睑肌纤维颤搐（胞睑振跳、眼皮跳），属心脾两虚者。

龙眼百合粥：龙眼肉 15 克，鲜百合 30 克（掰开，洗净），红枣 5 枚，大米 100 克。将四味放入锅内，加适量水，大火烧沸后，改小火煮成粥，当早餐服。本方健脾补血，养脉安神。（《中华食物疗法大全》修订本）

4. 用于青少年假性近视眼的防治。

桂圆肉 10 枚，枸杞子 10 克，陈皮 3 克，蜂蜜 1 匙。将枸杞子、陈皮用纱布包，扎口，然后与桂圆肉一起放入锅内，加适量水，煮沸 30 分后，取出药包，加入蜂蜜，下午当点心服。本方养血补肝明目。（《眼病食疗》）

5. 用于视神经萎缩患者的保健，属心血亏虚者尤宜。

桂圆莲子红枣粥：桂圆肉 30 克，莲子 25 克（水浸泡数小时，去皮及莲心），红枣 10 枚（去核），白糖适量，糯米 100 克。将桂圆肉、莲子、红枣、糯米同入锅中，加适量水，大火烧沸后，改小火煮成粥，食时加入白糖，分

早、晚 2 次服。本方补心养神明目。(《中华食物疗法大全》修订本)

向日葵子

【出处】《采药书》。

【来源】为菊科植物向日葵 *Helianthus annuus* L. 的果实。

【异名】天葵子、葵子、葵花子等。

【药性】味甘,性平。归肺、大肠经。

【功能】平肝祛风,补脾润肠。(《中医营养学》)

【用法用量】向日葵子仁捣碎生食或加开水,烧沸后小火炖服,15~30 克。日常炒熟去壳取仁食。

【使用注意】男性育龄青年不宜多食,有资料显示向日葵子的脂蛋白质部含有抑制睾丸成分,可能引起睾丸萎缩。

【现代研究】

成分:种子富含脂肪油,其中为多量的亚油酸,尚有磷脂、β-谷甾醇等甾醇。种仁含蛋白质,糖类,β-胡萝卜素,维生素 E,磷、钙、铁、钾、锌等多种元素,还含枸橼酸、酒石酸、绿原酸等多种有机酸及黄曲霉毒素,胆固醇,氟乐灵,多肽,多酚氧化酶等。

药理:种子的总磷脂部分对大鼠的急性高脂血症及慢性的高胆固醇血症有预防作用,但治疗作用不明显。向日葵子还有抗氧化及明显的防癌作用。

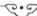 眼病食疗方例

用于玻璃体退行性改变所致的玻璃体混浊(飞蚊症)。

向日葵子适量。将向日葵子炒熟剥壳吃,经常食用。本方补脾益虚明目,预防玻璃体混浊发展。(《临床食疗手册》)

【附】向日葵花　菊科植物向日葵的花，味微甘，性平，功能祛风，平肝，利湿。眼病食疗应用：可用于开角型青光眼，眼压得到控制，基本稳定者。鲜向日葵花 30 克（干品 10～15 克）。水煎服，每日 1 剂。本方平肝利水。（《中华食疗大观》）

花 生

(本草正名：落花生)

【出处】《酉阳杂俎》。

【来源】为豆科植物落花生 *Arachis hypogaea* L. 的成熟种子

【异名】落花参、长生果、落地生等。

【药性】味甘，性平。归脾、肺经。

【功能】健脾养胃，润肺化痰。

【用法用量】水煎服，30～100 克；生研冲汤，每次 10～15 克。日常炒食、煮食，适量。

【使用注意】

1. 大便溏泄者不宜多食。

2. 发霉花生不能食用，因其易产生黄曲霉素，有致癌作用。

【现代研究】

成分：花生的种子含卵磷脂，含 γ-亚甲基谷氨酸、γ-氨基-α-亚甲基丁酸等氨基酸，维生素 B_1、维生素 B_5（泛酸）、维生素 C、维生素 H（生物素），铬、铁、钴、锌等微量元素，还含嘌呤、花生碱等生物碱，β-谷甾醇、菜油甾醇等甾醇及木聚糖、葡萄甘露聚糖等。

药理：从花生中提得的花生凝集素具有细胞凝集作用。花生凝集素能使经神经氨酸酶处理的红细胞凝集。

眼病食疗方例

1. 用于屈光不正（近视、远视、散光）引起的视疲劳，及电脑视频终端引起的视疲劳（电脑视频终端综合征），属血不养睛者。

花生米碎粒 1 匙，核桃仁泥（核桃仁泥制法，参见本节胡桃仁条）1 匙，豆浆（或牛奶）1 杯。将豆浆（或牛奶）煮沸，放入花生米碎粒、核桃仁泥，搅拌均匀，当早点服。本方补气养血，益精明目。（《食疗》）

2. 用于眼睑肌纤维颤搐（胞睑振跳、眼皮跳），病程较长者。

三仁饮：花生米 150 克，杏仁 15 克（打碎），桃仁 10 克（打碎）。先将杏仁、桃仁用纱布包，扎口，与花生米同放入锅内，加适量水，煮至花生熟，除去药包，饮汤食花生，早、晚 2 次分服，每日 1 剂。本方健脾化痰，顺气活血。（《中华食物疗法大全》修订本）

备注：花生仁碎粒制法。取花生仁适量，炒熟，去衣，用捣白捣成碎粒。

芡 实

【出处】《本草纲目》。

【来源】为睡莲科植物芡 *Euryale ferox* Salisb. 的成熟种仁。

【异名】鸡头实、鸡头、刺莲蓬实、刺莲藕等。

【药性】味甘、涩，性平。归脾、肾经。

【功能】固肾涩精，补脾止泻。

【用法用量】水煎服，15～30 克。日常煮粥食，适量。

【使用注意】

1. 大小便不利者不宜食用。

2. 食滞不化者慎服。

【现代研究】成分：芡实的种子含淀粉，蛋白质，脂肪，磷、钙、铁等元素，维生素 B_1、维生素 B_2、维生素 C，烟酸，胡萝卜素，还含 α - 生育酚，β - 生育酚，γ - 生育酚，δ - 生育酚。

【文献摘要】《神农本草经》："主湿痹，腰脊膝痛，补中，除暴疾，益精气，强志，令耳目聪明。"

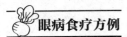 眼病食疗方例

1. 用于年龄相关性白内障初起期，属脾肾两虚者。

杞实粥：芡实 20 克，枸杞子 10 克，粳米 60 克。三味分别洗净，用沸水浸泡透；先将水烧开，放入芡实，约煮 5 分钟，加入枸杞子，再煮 5 分钟，最后加入粳米，共同煮至浓烂香甜，煮粥过程中不宜加冷水，当早餐服，每日 1 剂。本方健脾补肾明目。本方亦可用于年龄相关性黄斑变性早期，并可用于一些眼底病的恢复阶段。（《眼科阐微》）

2. 用于迎风流泪症，泪道通畅，年老体虚者。

党参芡实煨猪肾：芡实 20 克，党参 20 克，黄芪 20 克，猪肾 1 具（剖开，去白色筋膜，洗净，水浸泡数小时，切成条状）。将芡实、党参、黄芪三味用纱布包，扎口，放入锅中，加适量水，浸泡 1 小时，然后放入猪肾及黄酒、生姜片，大火烧至欲沸，撇去浮沫，继续烧沸，改用小火煎煮 30 分钟，取出药包，放入食盐，再煮 3~5 分钟，淋入麻油即成，饮汤食猪肾，每日或隔日 1 剂。本方补肾益气，固窍敛泪。（《中华古今药膳荟萃》）

松子仁

（本草正名：海松子）

【出处】《本草衍义》。

【来源】为松科植物红松 *Pinus koraiensis* Sieb. et Zucc. 的种仁。

【异名】松子、新罗松子。

【药性】味甘，性微温。归肝、肺、大肠经。

【功能】润燥，养血，祛风。

【用法用量】水煎服，10～15 克。日常可炒熟食、煮粥，适量。

【使用注意】大便溏泄者不宜食用。

【现代研究】

成分：种子含大量脂肪，蛋白质，还含止权酸，挥发油，掌叶防己碱及钙、铁、磷等元素。种子油含脂肪酸。

药理：海松子油为不饱和脂肪酸，有抑制家兔实验性主动脉粥样硬化的作用。

【文献摘要】《本草省常》："明目。"

 眼病食疗方例

1. 用于慢性结膜炎，伴干涩不适。

三仁粥：松子仁 30 克，杏仁（去皮尖）10 克，酸枣仁 10 克，粳米 100 克。将松子仁、杏仁、酸枣仁共同捣碎，和粳米同入锅中，加适量水，大火烧沸后，改小火煮为粥，早、晚分 2 次食用，每日 1 剂。本方养阴润燥。本方亦可用于眼干燥症。（《中华食疗大观》）

2. 用于中心性浆液性脉络膜视网膜病变的恢复阶段，黄斑部水肿（盘状神经上皮浆液性脱离）基本吸收，视力未恢复。

松芝杞菊汤：松子仁、黑芝麻、枸杞子、杭菊花各 15 克。四味加水煎头、二煎，每次约煎 20 分钟，头、二汁分早、晚 2 次服，每日 1 剂。本方养血益精，滋补肝肾。（《中国食疗本草新编》）

3. 用于年龄相关性白内障初起期。

松子仁黄金鸭，与鸭肉同用，以补气养血，滋阴明目。详见第四章第一节白鸭肉条。

枸杞子

【出处】《名医别录》。

【来源】为茄科植物宁夏枸杞 Lycium barbarum L. 的果实。

【异名】苟起子、甜菜子、西枸杞、狗奶子、地骨子、血杞子等。

【药性】味甘、性平。归肝、肾、肺经。

【功能】滋肾补肝润肺，生精养血明目。

【用法用量】水煎服，10～15 克。日常可蒸服、泡茶、浸酒、熬膏等。

【使用注意】脾虚便溏者慎服。

【现代研究】

成分：果实含胡萝卜素，维生素 B_1、维生素 B_2、维生素 C，烟酸，钙、锌、铁、铜、硒、镁等元素，还含甜菜碱、阿托品、天仙子胺等生物碱，多糖，脑苷脂，熊果酸，玉蜀黍黄质等。种子含有天冬氨酸、脯氨酸、丙氨酸等多种氨基酸。

药理：枸杞子有增加白细胞、延缓衰老、降血脂、降血糖、降血压、抗遗传损伤、抗 X 射线辐射、抗肿瘤、抗菌等作用。枸杞提取液对视网膜神经细胞有良好的保护作用，有望成为一种新的防治视网膜疾病的辅助治疗药物。(《中华眼科杂志》2012，48（9））

【文献摘要】《银海精微》："味甘，入肾经，补肾明目，去目中赤膜遮睛，酒洗用。"《药性论》："能补益精诸不足，易颜色，变白，明目，安神，令人长寿。"《本草纲目》："滋肾，润肺。榨油点灯，明目。"《本草通玄》："味甘气平，肾经药也。补肾益精，水旺则骨强，而消渴目昏、腰疼膝痛无不愈矣。"《本草述》："疗肝风血虚，眼赤痛痒昏翳。"

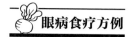 眼病食疗方例

1. 用于迎风流泪，泪道通畅，属肝肾不足者。

鲜枸杞子12克，鲜西洋甘菊12克（二味皆可用干品，适量）。二味同放入杯内，用沸水冲泡，当茶饮用，可反复冲泡，每日1剂。本方补肝益肾，止泪明目。本方亦可用于视疲劳、慢性结膜炎、眼干燥症等。（《天然生食疗法》）

2. 用于青少年假性近视的防治。

枸杞子10克，红枣8枚，陈皮3克，蜂蜜1匙。将枸杞子、红枣、陈皮同入锅中，水煎头、二煎，每次约煎20分钟，头、二汁分早、晚2次服，服时加入蜂蜜，每日1剂，宜常服。本方补肝健脾，养血明目。（《眼病食疗》）

3. 用于屈光不正（近视、远视、散光）引起的视疲劳，以及电脑视频终端引起的视疲劳（电脑视频终端综合征），属血不养睛者。

枸杞子15克，桂圆肉15克，红枣15克（温水浸泡2～3小时，洗净）。三味同入锅，加适量水，煮至枣熟，当点心服。本方补血益气明目。（《食疗》）

4. 用于慢性结膜炎。

枸杞子黄连茶：枸杞子15克，黄连3克。二味同入杯中，用沸水冲泡，加盖，闷10分钟，代茶，频频饮用，可反复冲泡3～5次，每日1剂。本方泻火滋阴。适用于沙涩、痛胀、分泌物较多者。（《眼科病食物疗法》）

5. 用于抗青光眼术后，眼压得到控制，视功能损害者。

五味枸杞饮：枸杞子（剪碎）100克，五味子（醋炙）100克。二味放入洁净容器内，冲入沸水1000毫升，盖严浸泡半日，代茶饮用，可分数日饮完，饮时加温，并可加少量白糖或冰糖。本方亦可用枸杞子15克，醋炙五味子10克（捣碎），将二味一起放入保温杯内，倒入沸水，

加盖闷泡 10 分钟，即可饮用，可反复冲泡，每日 1 剂。本方滋肾养肝，收敛精气。尤适用于急性闭角型青光眼术后。（《常见病症忌口与食养》）

6. 用于年龄相关性白内障初起期，属肝肾亏虚者。

①枸杞粥：枸杞子 30 克，粳米 100 克。将粳米入锅，加适量水，大火烧沸，改用小火熬煮至粥将熟时，加入枸杞子继续煮至米烂粥成，1～2 次温服，每日 1 剂。本方益精明目，健身，抗衰老。（《四季滋补与药膳》）②枸杞子酒：枸杞子 200 克（洗净，剪碎），白酒（低度）500 毫升。将枸杞子放入玻璃瓶内，加入白酒，瓶口密封，每日振摇 1 次，浸泡 1 周后可饮用，每日晚餐或临睡前饮用 10～20 毫升。适宜于善饮酒者。功用同上方。（《中国药酒》）③金髓煎：枸杞子 500 克，白酒 1000 毫升。将酒倒入器皿中，放入枸杞子浸泡，器皿封盖，冬季浸泡 6 天，夏季浸泡 3 天，滤取酒浸液备用；将浸泡过的枸杞子放入盆内捣烂，用布袋绞汁，并同先前酒浸液混合，小火煎熬浓缩成膏状，盛入瓷器内，每服 1 匙，温酒或白开水调服，每日 1～2 次。适宜于善饮酒者。功用同前方。（《中国食疗名方 300 首》）④枸杞子灵芝粉：枸杞子 150 克，灵芝 300 克。将二味烘干，用家用粉碎机打成粉末，每次 15 克，每日 3 次，温开水调服。本方滋养肝肾，补益气血，安神明目，对伴心悸、失眠者尤为适宜，亦可用于原发性视网膜色素变性的辅助治疗。（《眼科病食物疗法》）

7. 用于中心性浆液性脉络膜视网膜病变恢复阶段，黄斑部水肿（盘状神经上皮浆液性脱离）基本吸收，视力未恢复。

枸杞子 15 克，桑椹子 15 克，丹参 20 克。水煎头、二煎，每次约煎 20 分钟，头、二汁分早、晚 2 次服，每日 1 剂。本方补肝益肾，活血明目。（《眼病食疗》）

8. 用于年龄相关性黄斑变性早期，黄斑部及后极部视网膜玻璃膜疣。

枸杞子 15 克，桑椹子 15 克，海带 15 克。水煎头、二煎，每次约煎 20 分钟，头、二汁分早、晚 2 次服，每日 1 剂。本方补肝益肾，软坚明

目。(《眼病食疗》)

9. 用于非增生性糖尿病视网膜病变，视网膜出血。

枸杞炒芹菜：枸杞子30克（水泡软），鲜芹菜200克（拣洗，切段）。先将炒锅加精制油，烧至六成热时，下葱花煸香，随即加入芹菜、枸杞子翻炒片刻，加少量水及食盐、酱油，再炒至菜熟即成，佐餐食用。本方滋阴益精，清热止血。(《眼科病食物疗法》)

胡桃仁

【出处】《七卷食经》。

【来源】为胡桃科植物胡桃 *Juglans regia* L. 的种仁。

【异名】胡桃肉、核桃仁、核桃肉等。

【药性】味甘、涩，性温。归肾、肝、肺经。

【功能】补肾益精，温肺定喘，润肠通便。

【用法用量】水煎服，9～15克（掰开用为佳）；单味嚼服，10～30克。日常可生食、炒食、煮食、油炸等。

【使用注意】

1. 痰热咳嗽及阴虚火旺者不宜食用。

2. 大便溏泄者不宜食用。

3. 不宜与浓茶同服。

【现代研究】

成分：胡桃仁含粗蛋白，其中可溶性蛋白的组成以谷氨酸为主，其次为精氨酸和天冬氨酸。含粗脂类，以中性脂类为主。还含糖类，多种游离的必需氨基酸。果实含钾、钙、磷、铁、锰、锌、铜、锶等多种元素，以及1，4-萘醌，胡桃叶醌等成分。未成熟果实富含维生素C。

药理：给犬喂食含胡桃油的混合脂肪食饵，可加快其体重增加，并使其血清白蛋白增加，而血胆固醇水平之升高较慢。研究证明，它可能影响胆固醇在体内合成及其氧化、排泄。另外，胡桃叶醌有抗癌作用。

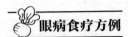 **眼病食疗方例**

1. 用于迎风流泪，冬季加重，泪道通畅，属肾气不足者。

核桃仁15～20克（掰成碎块），鲜鸡蛋1只。将鸡蛋打入碗中，充分搅拌，加入核桃仁，搅匀，隔水蒸，顿服，每日1～2次。本方补肾固窍止泪。（《食疗妙方》）

2. 用于青少年假性近视眼的防治。

核桃仁泥1匙，黑芝麻粉（黑芝麻粉制法参见本节黑芝麻条）1匙，牛奶（或豆浆）1杯，蜂蜜1匙。将核桃仁泥和黑芝麻粉置于空杯内，冲入煮沸过的牛奶（或豆浆），并加入蜂蜜，调匀后服，每日1次，可当早点。本方补肝益肾明目，可营养眼内组织，增加睫状肌活力，加强巩膜坚韧性。（《眼病食疗》）

3. 用于年龄相关性白内障初起期，属肾气虚者。

核桃仁泥2匙，豆浆1杯，蜂乳1小匙。将核桃仁泥放入空杯内，冲入煮沸的豆浆，后加入蜂乳调匀，早餐后服，或当早餐，另加馒头、面包等点心。本方补肾益虚明目。（《眼病食疗》）

4. 用于抗青光眼术后，眼压稳定，视功能损害者。

核桃仁35克，酸枣仁20克，黑芝麻35克。三味入锅内，小火炒至黄，用家用粉碎机打成细末，每次取1汤匙，嚼服或开水调服，每日1次。本方补肾养肝明目。（《中华食疗大观》）

备注：核桃仁泥制法。取核桃仁适量，去壳及衣，置锅内小火炒成微黄色后取出，待冷，用捣白捣烂成泥状。

莲 子

【出处】《本草经集注》。

【来源】为睡莲科植物莲 *Nelumbo nucifera Gaertn.* 的成熟种子。

【异名】藕实、水芝丹、莲实、莲蓬子、莲肉、莲米等。

【药性】味甘、涩，性平。归脾、肾、心经。

【功能】补脾止泻，益肾固精，养心安神。

【用法用量】水煎服，6~15 克。日常可炖食、作羹、煮粥等。

【使用注意】大便燥结者不宜食用。

【现代研究】成分：莲子含多量的淀粉和棉籽糖以及蛋白质，脂肪，钙、磷、铁等元素。脂肪中脂肪酸有肉豆蔻酸、棕榈酸、油酸、亚油酸、亚麻酸等。果皮含荷叶碱，原荷叶碱，氧黄心树宁碱和 N－去甲亚美罂粟碱。

 眼病食疗方例

1. 用于年龄相关性白内障初起期，属脾肾两虚者。

莲子粥：莲子 100 克（水浸泡数小时，洗净去心），粳米 75 克。先将莲子入砂锅内煮熟，取出研成泥样备用；另将粳米入锅内煮粥，待粥将熟时，加入莲子泥，搅匀，粥熟即成，每日 1 次，空腹食。本方补脾益肾明目。（《中国保健食谱》）

2. 用于习惯性抽动症，小儿瞬目次数增多，属心神不宁者。

莲子肉（去皮，连心）50 克，桂圆肉 30 克，冰糖适量。先将莲子肉用家用粉碎机打成细末，用凉水调成糊状，与桂圆肉一同放入烧沸的水中，煮成粥状，加入冰糖调匀即可，晚间临卧前服 1 碗，1 剂分数日服完。

本方补益心脾，养血宁神。(《小天才食谱》)

3. 用于视神经萎缩患者的保健，属心血亏虚者尤宜，

桂圆莲子红枣粥：莲子与龙眼肉、红枣、糯米同用，以补心养神明目。详见本节龙眼肉条。

【附】莲子心　睡莲科植物莲的成熟种子中的幼叶及胚根。味苦，性寒。归心、肾经。功能清心火，平肝火，止血，固精。并具降血压作用。眼病食疗应用：用于单纯疱疹性角膜炎。莲子心 3 克。泡茶饮，可反复冲泡，每日 1 剂。本方清肝泻火明目。(《临床食疗手册》)

栗 子

【出处】《千金要方·食疗》。

【来源】为壳斗科植物板栗 *Castanea mollissima* Bl. 的种仁。

【异名】板栗、栗实、栗果、大栗等。

【药性】味甘、微咸，性平。归脾、肾经。

【功能】益气健脾，补肾强筋。

【用法用量】煮食或炒食，适量。制作菜蔬，可烧鸡、烧肉、制作糕点等。

【使用注意】消化不良，脘腹胀满者不宜多服。

【现代研究】成分：栗子含蛋白质，脂肪，碳水化合物，维生素 B_1、维生素 B_2、维生素 C，烟酸，胡萝卜素，铁、镁、磷、铜等元素及多种氨基酸等。

 眼病食疗方例

1. 用于眼型重症肌无力症，上睑下垂，属中气虚弱者。

生栗子 200 克（去壳，洗净，切成小粒），鲜山药 500 克（去皮，洗

净，切成小粒，放入凉水中备用），粳米 100 克，饴糖 100 克。先将栗子、粳米加适量水，大火烧开后，改小火烧至栗及米欲熟，加入山药，煮成粥，再加入饴糖溶化搅匀即成，每日食 2 次，2 天内服完。本方健脾益气。（《中国食疗大全》第三版）

2. 用于青少年近视眼的保健。

栗子枸杞羹：栗子肉 100 克（洗净，切成小粒），枸杞子 50 克，白糖适量。将栗子肉、枸杞子加适量水，大火煮沸后，改用小火慢熬成羹，加入白糖，调匀，顿服或分 2 次食用，每日 1 剂。本方补脾气，益肾精，明目。（《中国食疗本草新编》）

备注：饴糖为用高粱、米、大麦、小麦、粟、玉米等含淀粉质的食物为原料，经发酵糖化制成的食品，主要含麦芽糖。功能缓中，补虚，生津，润燥。有软、硬之分，入药及食疗用软饴糖。

黑芝麻

（本草正名：黑脂麻）

【出处】《本草纲目》。

【来源】为胡麻科植物芝麻 *Sesamum indicum* L. 的黑色种子。

【异名】胡麻、巨胜、脂麻、巨胜子、乌芝麻、小胡麻等。

【药性】味甘，性平。归肝、脾、肾经。

【功能】滋补肝肾，养血益精，润肠通便。

【用法用量】水煎服，9～15 克。日常炒熟后研末服，或制作食品馅心。

【使用注意】大便溏泄者不宜食用。

【现代研究】

成分：种子含脂肪油，为油酸、亚油酸、棕榈酸、硬脂酸等的甘油酯，另含芝麻素，芝麻林素，芝麻酚，维生素 E，植物甾醇，卵磷脂，叶酸，脂麻苷，蛋白质，车前糖，芝麻糖，磷、钾、钙、铁等元素，细胞色素 C 及多量草酸钙。

药理：给加速衰老的模型小鼠喂饲含黑芝麻与酪蛋白的饮食，能推迟衰老现象的发生。黑芝麻还有降血糖、降血压、抗氧化、致泻等作用。

【文献摘要】《名医别录》："久服明耳目，耐饥，延年。"《医林纂要·药性》："黑色者能滋阴，补肾，利大小肠，缓肝，明目，凉血，解热毒。"

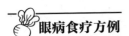

眼病食疗方例

1. 用于青少年假性近视眼的防治。

与核桃仁、牛奶或豆浆同用，以补肝益肾明目；营养眼内组织，增加睫状肌活力，加强巩膜坚韧性。详见本节胡桃仁条。

2. 用于多发性睑腺炎的抗复发。

黑芝麻粉 2 匙，豆浆 1 杯，蜂蜜 1 匙。将豆浆煮沸，冲入黑芝麻粉中，再加入蜂蜜，调匀，每日 1 次，早点后食用。本方扶正祛邪，可补充蛋白质与维生素 A，增加眼睑皮肤的抵抗力。（《眼病食疗》）

3. 用于抗青光眼术后，眼压稳定，视功能损害者。

黑芝麻绿茶：黑芝麻粉 15 克，绿茶 3 克。将二味用沸水冲泡，加盖闷 10 分钟即可，代茶，频频饮用，饮用时须搅和均匀，每日早、晚各 1 次。本方养血益精，清肝明目。（《眼科病食物疗法》）

4. 用于中心性浆液性脉络膜视网膜病变恢复阶段，黄斑部水肿（盘状神经上皮浆液性脱离）大部分吸收，视力未恢复。

二豆芝麻糊：黑芝麻 500 克，绿豆 300 克，豌豆 200 克。三味洗净晒干，一同下锅炒熟，再用家用粉碎机打成细末，每次取 50 克，沸水调服，每日早、晚各 1 次。本方补肝益肾，健脾利水，明目。（《眼病食物疗法》）

5. 用于非增生性糖尿病视网膜病变，病变轻微者。

黑芝麻豆浆：黑芝麻粉 30 克，豆浆 250 毫升。先将豆浆用小火煮沸，

调入黑芝麻粉，拌和均匀即成，早、晚分 2 次服，每日 1 剂。本方滋阴清热降糖。(《眼科病食物疗法》)

6. 用于迎风流泪，泪道通畅，属窍虚不密者。

黑芝麻、桑叶（经霜者，去梗筋，洗净，晒枯）各等分。将二味用家用粉碎机共打成细末，入锅炒熟，每次服 1 匙，服时可加入适量食糖，每日 3 次。本方补肝益肾，祛风止泪。(民间方)

备注：黑芝麻粉制法。取黑芝麻适量，去除杂质，放在淘米箩内，清水漂洗后沥干取出，置锅内用小火炒至干，用家用粉碎机打成细末。

第二节　鲜果类

无花果

【出处】《救荒本草》。

【来源】为桑科植物无花果 *Ficus carica* L. 的果实。

【异名】映日果、蜜果、文仙果、奶浆果等。

【药性】味甘，性凉。归肺、胃、大肠经。

【功能】清热生津，健脾开胃，解毒消肿。

【用法用量】水煎服，9～15克（干品），大剂量可用30～60克。日常鲜食，或生食干品，适量。

【使用注意】

1. 无花果干果含糖量高，糖尿病患者不宜食用。

2. 本品不宜多食，如空腹食用过多，可形成胃石症。

【现代研究】

成分：果实含蛋白质，脂肪，糖类，维生素 B_1、维生素 B_2、维生素 C，磷、钙、铁等元素，天冬氨酸、甘氨酸、谷氨酸、亮氨酸等氨基酸及 γ-胡萝卜素、叶黄素、堇黄质等类胡萝卜素类化合物。果实还含有机酸类，其中有大量的枸橼酸。从无花果中还分离出补骨脂素、香柠檬酯等。

药理：无花果口服液灌胃，可提高荷瘤小鼠的红细胞免疫功能；无花果石油醚、乙醚提取物对兔、猫、犬均有降压作用。此外，无花果还具有抗肿瘤、镇痛及轻泻等作用。

【文献摘要】《湖南药物志》："消肿止痛，祛风湿，补血。"

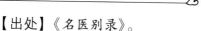眼病食疗方例

用于屈光不正（近视、远视、散光）引起的视疲劳，及电脑视频终端引起的视疲劳（电脑视频终端综合征），属血不养睛者。

无花果粥：无花果干25克，大米50克。二味同入锅内，加适量水，大火烧沸后，改小火煮成稀粥，分早、晚2次服，每日1剂。本方健脾补血明目。（《天然民间疗法》）

备注：无花果干品偏于健脾补血，眼科食疗多用干品。

甘 蔗

【出处】《名医别录》。

【来源】为禾本科植物甘蔗 Saccharum sinensis Roxb. 的茎秆。

【异名】干蔗、竿蔗、糖梗等。

【药性】味甘，性寒。归肺、脾、胃经。

【功能】清热生津，润燥和中，解毒。

【用法用量】水煎服，30～90克。日常生食（嚼汁）或榨汁饮。

【使用注意】

1. 脾胃虚寒者慎服。

2. 甘蔗含糖量高，糖尿病患者不能食用。

3. 霉变的甘蔗不能食用，否则可引起中毒，主要毒性物质是节菱孢霉菌产生的3－硝基丙酸。

4. 吃前要清洗，削皮后食用。

5. 食用甘蔗切勿过量。甘蔗含糖量达12%～17%，过量易致高渗性

昏迷。

【现代研究】成分：蔗汁含天冬酰胺、天冬氨酸、谷氨酸等多种氨基酸和甲基延胡索酸、延胡索酸、琥珀酸、苹果酸、枸橼酸和草酸等有机酸。茎含蔗糖，果糖，葡萄糖和维生素 B_1、维生素 B_2、维生素 B_6、维生素 C，还含钙、磷、铁、硒等元素。

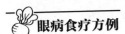

眼病食疗方例

用于急性结膜炎恢复阶段，干涩不适。

甘蔗 60 克（洗净，去皮、节，劈开切段），荸荠 60 克（洗净，去皮）。二味加适量水煎汤（或将二味榨汁），当饮料饮用，分 2～3 次服，每日 1 剂。本方清热解毒，生津润燥。（《眼病食疗》）

石 榴

（本草正名：甜石榴、酸石榴）

【出处】《滇南本草》。

【来源】为石榴科植物石榴 *Punica granatum* L. 的果实。

【异名】安石榴、丹若、金罂、天浆、水晶榴、甘石榴等。

【药性】味甘、酸、涩，性温。

【功能】生津止渴。

【用法用量】水煎服，3～9 克。日常生食，或捣汁饮，适量。

【使用注意】不宜过量食用。

【现代研究】成分：新鲜果汁含大量水分，并含有糖，果胶，有机酸，维生素 C。果汁含所有必需氨基酸，其中的缬氨酸和甲硫氨酸（蛋氨酸）含量相当高。果汁还含有钾、钙、镁、钼、铜、铁、钴、铬等元素。果胶中含糖，分别是甘露糖、半乳糖、鼠李糖、阿拉伯糖、葡萄糖、半乳糖醛酸。

【文献摘要】《滇南本草》："……退胆热，明目。"

 眼病食疗方例

用于急性结膜炎恢复阶段，干涩不适，伴口燥咽干。

石榴1枚。去皮生食子肉，每日1~2次。或将子肉捣汁饮。本方清热生津明目。（民间方）

【附】

1. 石榴皮为石榴科植物石榴的果皮。味酸、涩，性温，小毒。归大肠经。功能涩肠止泻，止血，驱虫，解毒收敛。眼病食疗应用：用于眼睑湿疹，眼睑红肿、皮肤糜烂、易渗出、瘙痒者。高渗及榴液：石榴皮30克，白及30克，50%葡萄糖注射液适量。先将石榴皮、白及同入锅中，加适量水，煎煮浓缩成黏稠状，过滤取液，再与等量的50%葡萄糖溶液混合即成。将高渗及榴液浸透消毒纱布，敷贴于患眼眼睑皮肤上，以眼罩固定，并不断添加药液。使纱布保持湿润状态。本方解毒消肿，收敛生肌，止痒止痛。（《中西医结合眼科杂志》1991，9（4））

2. 石榴叶为石榴科植物石榴的叶。功能收敛止泻，解毒杀虫。眼病食疗应用：①用于急性结膜炎。新鲜石榴嫩叶35克。将石榴叶加适量水，煎至1小碗，代茶饮，每日1剂。本方清热解毒。（《中华食疗大观》）②外用于急性结膜炎。石榴嫩叶50克。将石榴叶加水500毫升，煎至250毫升（或加水1碗，煎至半碗），过滤去渣，澄清后，以消毒纱布蘸液洗眼，或倒入洗眼杯内洗眼，每日2~3次。功用同上方。（《食物中药与便方》《古今家庭食疗方法精选》）③用于睑腺炎，未化脓者。鲜石榴叶15克，绿豆35克。二味加适量水，煎约30分钟，过滤取汁，分2~3次当茶饮，每日1剂。本方清热解毒消肿。（《中华食疗大观》）

备注：在本草著作中，石榴有甜石榴与酸石榴之分，两种皆是石榴科植物石榴的果实，甜石榴味甜，生津止渴的作用较强。酸石榴味酸，还具收敛功效。

西 瓜

【出处】《日用本草》。

【来源】为葫芦科植物西瓜 *Citrullus lanatus*（Thunb.）Matsum. et Nakai 的果瓤。

【异名】寒瓜、天生白虎汤、夏瓜等。

【药性】味甘，性寒。归心、胃、膀胱经。

【功能】清热除烦、解暑生津，利尿。

【用法用量】取汁饮，适量。日常鲜食。

【使用注意】

1. 大便溏泄及胃炎、胃溃疡病患者不宜多食。

2. 糖尿病患者不宜多食。

3. 充血性心力衰竭和肾功能不全者不宜多食。

【现代研究】成分：西瓜汁含果糖，葡萄糖，蔗糖，维生素 C、维生素 B_2，β-胡萝卜素，γ-胡萝卜素及瓜氨酸、丙氨酸、α-氨基丁酸、γ-氨基丁酸、谷氨酸、精氨酸等氨基酸，还含磷酸，苹果酸，乙二醇，甜菜碱，腺嘌呤，番茄烃、六氢番茄烃以及钾盐为主的盐类等。瓜瓤含钾、钠、钙、镁、铁、磷、锌、锰、硼等元素。

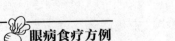

眼病食疗方例

1. 用于夏季急性结膜炎，红肿、分泌物多、干涩，属暑热重者。

西瓜瓤 500 克。将西瓜瓤捣烂取汁，每次 2 杯，每日 3 次。本方解暑生津，清热退赤。(《中华食疗大观》)。

2. 用于中心性浆液性脉络膜视网膜病变，黄斑部水肿（盘状神经上皮浆液性脱离）明显。

西瓜银耳：西瓜瓤 100 克（去子，切成小碎丁），银耳 15 克（温水泡发，去蒂，洗净，沥干），黄瓜 1 条（洗净，切成小丁），番茄 2 只（洗净，用热开水浸泡 5 分钟，剥皮，切成小丁），食盐、茶叶各适量。将茶叶、银耳、盐用沸水冲泡，待茶的色、味俱浓时，将泡透的银耳取出撕碎，放入盘内，再将西瓜、番茄、黄瓜丁放在银耳表面即成，食时拌和，佐餐食用。本方降火，滋阴，利水；补充多种维生素，促进机体代谢。本方适宜夏季使用。(《眼科病食物疗法》)

【附】

1. 西瓜皮为葫芦科植物西瓜的外层果皮。味甘、性凉。归心、胃、膀胱经。功能清热，解渴，利尿。眼病食疗应用：①用于急性结膜炎。清炒翠衣：西瓜翠衣（即西瓜皮）250 克（去除外层青皮，切成小条）。将西瓜皮用油爆炒，再入食盐，佐餐食用。亦可将西瓜皮用盐渍数小时，然后取出入盘，加入醋、麻油、白糖等调料凉拌。本方清暑利尿，适宜夏季使用。(《中国保健食谱》) ②用于浅层点状角膜炎。新鲜西瓜皮 50 克，草决明 10 克。二味水煎服，代茶饮，每日 1 剂。本方解暑清肝退翳，适宜夏季使用。(《古今家庭食疗方法精选》) ③用于睑腺炎未化脓，红肿疼痛。黄瓜炒西瓜翠：西瓜翠衣 30 克（去除外层青皮，切细条），鲜嫩黄瓜 2 条（洗净，切片）。两者用油爆炒，加入食盐，佐餐食用。本方清暑解毒消肿，适宜夏季使用(《中华食物疗法大全》修订本)

2. 西瓜霜为葫芦科植物西瓜的果皮和皮硝混合制成的白色结晶性粉末，味咸，性寒，归脾、肺经。功能清热解毒，利咽消肿。眼病食疗应用：用于慢性结膜炎。西瓜霜 10 克，蒸馏水 100 毫升。将西瓜霜溶入蒸馏水中，过滤，放入盐水瓶中，扎紧橡皮塞，隔水煮沸消毒，待冷，注入消毒过的眼药水瓶中，滴眼，每日 3~4 次。(《眼病食疗》)

备注：西瓜霜制法。选用重3~3.5千克的西瓜，切开瓜蒂，挖出部分瓜瓤，装满皮硝，盖上切下的瓜蒂，用竹签钉牢，悬挂于阴凉通风处，待瓜皮外面析出白霜时，刮下此霜即成。

余甘子

【出处】《本草图经》。

【来源】为大戟科植物余甘子 *Phyllanthus emblica* L. 的果实。

【异名】菴摩勒、余甘、土橄榄、望果、油甘子等。

【药性】味苦、甘、酸，性凉。归肝、肺、脾、胃经。

【功能】清热利咽，润肺化痰，生津止渴。

【用法用量】水煎服，15~30克；鲜品生食，或取汁饮。

【使用注意】脾胃虚寒者慎服。

【现代研究】

成分：余甘子含淀粉，纤维素，半纤维素，蔗糖，多种单糖，钾、钙、镁、磷、铁、锌等元素及10多种氨基酸。果肉含丰富的维生素C，并具有高度稳定性，国内多数品种果肉维生素C含量在每百克300毫克以上。(《林业科学研究》1992，5(2))余甘子果实还含鞣质，其中有葡萄糖没食子鞣苷、没食子酸等。干果含黏酸。果皮含没食子酸，油柑酸，余甘子酚等。

药理：在体内、外实验中，余甘果汁能有效阻断致癌物N-亚硝基化合物的合成，在体外阻断率高达93%，明显高于同浓度维生素C溶液（阻断率49.2%）。余甘子还有抑制主动脉粥样硬化、抗氧化、抗炎、抗菌等作用。

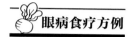 **眼病食疗方例**

1. 用于眼部恶性肿瘤手术及化疗、放疗后。

金果玉堂：鲜余甘子10枚（洗净，去核，切碎），鲜橄榄10枚（洗净，去核，切碎），银耳10克（温水泡发），大西米15克，薏苡仁10克（洗净，水浸泡1~2小时），花生10克（洗净，水浸泡1~2小时）。先将银耳、薏苡仁、花生同放入锅内，加适量水，大火煮沸后，改用小火煮30~60分钟，加入余甘子、橄榄，补加适量水，改大火煮沸，再加入西米，煮10分钟，其间不断搅动，西米变成透明即成，分2~3次食用，每日1剂。本方清热解毒，益气养血，滋阴生津，祛湿化痰。（《中华食物疗法大全》修订本）

2. 用于高血压眼底病变，视网膜动脉硬化，血脂高者。

鲜余甘子5~8枚。生食，1次服，每日2次。本方降血脂，抗动脉硬化。（《福建药物志》）

3. 用于维生素C缺乏眼病。

余甘子干果粉、白糖各等量。将余甘子粉与白糖混合均匀，每次服5毫克，调入牛奶中饮服，每日3次。本方补充维生素C。（《眼病食疗》、《中国南方果树》2004，33（1））

备注：①西米：一种加工米，形状像珍珠。最为传统的是从西谷椰树的木髓部提取的淀粉，经过手工加工制成。功能健脾、补肺、化痰。②维生素C缺乏眼病：可发生眼睑浮肿，眼睑皮下出血，球结膜下出血，角膜弥散性点状浸润，有时反复发生角膜上皮脱落，角膜外伤时创口愈合迟缓等症状。

苹　果

【出处】《滇南本草》。

【来源】为蔷薇科植物苹果 *Malus pumila* Mill. 的果实。

【异名】柰、柰子、平波、频婆、频果等。

【药性】味甘、酸，性凉。归脾、胃、心经。

【功能】益胃，生津，除烦、醒酒。

【用法用量】鲜食，适量。或煎汤、捣汁、熬膏食。

【使用注意】

1. 不宜多食，过量易致腹胀。

2. 糖尿病患者慎食。

3. 苹果含钾量较高，心、肾功能较差者，不宜多食。

【现代研究】

成分：果实中含葡萄糖，果糖，蔗糖，维生素 C、维生素 B$_1$、维生素 B$_2$，烟酸，胡萝卜素，钾、磷、铁、锌等元素，谷氨酸、缬氨酸、乌氨酸、赖氨酸等氨基酸及多酚氧化酶，还含 L – 苹果酸、延胡索酸、琥珀酸等有机酸，金丝桃苷、越枯花青苷等黄酮类及醇类、酯类、醛类等。

药理：苹果果胶具有抑制癌作用与活性氧抑制作用；除去果胶的苹果注射液有轻度阻止去氧皮质酮对大鼠之升高血压作用。

 眼病食疗方例

1. 用于年龄相关性白内障初起期。

番茄苹果牛奶：苹果 1 只（反复清洗，去核，切成小块），番茄 200 克（反复清洗，去蒂，切成小块），鲜牛奶 200 毫升，蜂蜜 10 克。将苹果、番茄同放入榨汁机中，榨取汁，倒入容器中备用；再将鲜牛奶放入锅中，用小火煮沸，即离火，趁温热加入蜂蜜拌匀，倒入盛番茄、苹果汁的容器中，搅拌均匀即成，早、晚 2 次分服（本方中有苹果汁，放置时间稍长会氧化变色，最好即时 1 次服完）。本方益气养阴；补充维生素 C 及蛋白质。（《眼科病食物疗法》）

2. 用于黑眼圈的防治。

苹果生鱼汤：苹果 2 只（去皮、去心、去蒂，切成块状），生鱼（乌鱼）1 条（去鳞、去鳃，洗净，抹干鱼身后，在放有生姜片的油锅内煎至鱼身成微黄色），生姜 1 片，红枣（去核）10 枚。瓦煲内加入适量清水，大火煲滚，放入苹果、鱼及姜、枣，改用小火继续煲 2 小时左右，加入食盐，佐餐食用。本方健脾补血养神。（《养颜饮食》）

3. 用于高血压眼底病变，视网膜动脉硬化。

苹果 250 克。生吃，每日 3 次，连续食用。亦可将苹果去皮、核，切块，放入榨汁机内榨汁，每次服 100 毫升，每日 3 次，10 天为 1 个疗程（此法苹果汁易变色）。本方降血压，补钾排钠。（《果蔬食疗》）

【附】苹果皮　蔷薇植物苹果的果皮。功能降逆和胃。眼病食疗应用：用于迎风流泪，泪道通畅者。新鲜苹果 2 只（洗净，取皮），红糖 25 克。将苹果皮切成小块，与红糖拌食，每日 1～2 次。本方养血，缓肝，止泪。（《天然生食疗法》）

柿 子

【出处】《滇南本草图说》。

【来源】为柿科植物柿 *Diospyros kaki* Thunb. 的果实。

【异名】朱果、红柿等。

【药性】味甘、涩，性凉。归肺、胃、大肠经。

【功能】清热，润肺，生津，解毒。

【用法用量】鲜食，适量；或在未成熟时，捣汁冲服。

【使用注意】

1. 不宜过量食用柿子，尤其是空腹时。未成熟柿子的鞣质含量较高，如一次食用过多，更易导致胃柿石症。

2. 成熟柿子含糖量较高，糖尿病患者不宜食用。

3. 柿子的碘含量较高，甲状腺功能亢进患者不宜食用。

4. 《本草图经》载：凡食柿不可与蟹同，令人腹痛大泻。

【现代研究】成分：果实含蔗糖，葡萄糖，果糖，瓜氨酸，并有含量高的维生素 C 和碘。未成熟果实含鞣质，其组成主要是花白苷。

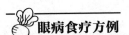
眼病食疗方例

用于开角型青光眼，眼压基本控制者。

青柿芦笋膏：未成熟青柿 500 克（洗净，留柿柄去子，切碎，捣烂），芦笋 50 根（洗净，切成小段），蜂蜜 1000 克。将芦笋、青柿一同放入家用粉碎机中，高速粉碎成糊状，取出后放入砂锅，加适量水，大火煮沸后，改用小火煎熬浓缩至黏稠状，加入蜂蜜拌匀，继续以小火煮沸即成膏状，待膏冷却，装瓶后贮入冰箱，每次服 1 小匙，每日 2 次，可长期食用。本方清热活血利水。（《眼科病食物疗法》）

【附】

1. 柿皮为柿科植物柿的外果皮。味甘、涩，性寒。功能清热解毒。眼病食疗应用：用于黑眼圈。新鲜柿子 1 只。将柿洗净拭干，剥下柿皮，敷贴双眼眼睑黑圈处，30 分钟后除去。每日 2～3 次。本方滋润肌肤。（《天然生食疗法》）

2. 柿饼为柿科植物柿的果实经加工后的柿饼。味甘、性平，微温。功能润肺，止血，健脾，涩肠。眼病食疗应用：用于中心性浆液性脉络膜视网膜病变，黄斑部水肿（盘状神经上皮浆液性脱离）基本吸收，视力未恢复。柿饼山药饮：柿饼 50 克（洗净，切成小块），山药（鲜品）50 克，（洗净，去皮捣烂），白糖适量。将柿饼与山药同放入锅内，加适量水煮沸，加入白糖，至糖溶化即成，当点心，随意食用。本方健脾益精明目。（《眼科病食物疗法》）

3. 柿霜为柿科植物柿的果实制成"柿饼"时外表所生的白色粉霜。味甘，性凉。归心、肺、胃经。功能润肺止咳，生津利咽，止血。眼病食疗应用：可用于年龄相关性白内障初起期，伴口干，舌红无苔者。冬瓜汤：柿霜10克，冬瓜250克（去皮，洗净切块），白糖20克。先将冬瓜加适量水煮汤，然后取冬瓜汤液溶化柿霜、白糖即可，顿服，每日1～2次。本方滋阴生津明目。（《百病食疗》）

4. 柿叶为柿科植物柿的叶。味苦，性寒。归肺经。功能止咳定喘，生津止渴，活血止血。并具降血糖，调血脂，抗氧化等作用。眼病食疗应用：用于慢性结膜炎。杞菊柿叶茶：鲜柿叶12克（洗净，晒干，研成粗末。如用干柿叶约6克），枸杞子10克，菊花5克。将三味同放入有盖杯中，用沸水冲泡，加盖闷15分钟即成，代茶，频频饮用，可反复冲泡数次，每日1剂。本方清肝疏风，养阴明目。宜于阴虚邪恋者，可伴干涩、胀痛、发痒等症。（《眼科病食物疗法》）

荔枝

【出处】《食疗本草》。

【来源】为无患子科植物荔枝 *Litchi chinensis* Sonn. 的假种皮或果实。

【异名】离支、荔枝子、离枝、丹荔、丽枝等。

【药性】味甘、酸，性温。入肝、脾经。

【功能】养血健脾。

【用法用量】水煎服，5～10枚（干品）。日常鲜食，适量；干品生食、蒸食、煮粥食。

【使用注意】

1. 阴虚火旺者不宜食用。

2. 荔枝含糖量较高，糖尿病患者慎食。

3. 鲜品不可过量食用，否则可发生荔枝病。

【现代研究】

成分：果肉含葡萄糖，蔗糖，蛋白质，脂肪，叶酸和丰富的维生素C及多量游离的精氨酸和色氨酸，还含枸橼酸、苹果酸等有机酸，尚含37

种挥发性成分。

药理：荔枝口服液具有较好的降血糖作用，应用该品后四氧嘧啶所致大鼠高血糖动物血清胰岛素水平有下降的趋势。

【文献摘要】《玉楸药解》："荔枝，甘温滋润，最益脾肝精血，阳败血寒，最宜此味。功与龙眼相同，但血热宜龙眼，血寒宜荔枝。干者味减，不如鲜者，而气质和平，补益无损，不至助火生热，则大胜鲜者。"

 眼病食疗方例

用于屈光不正（近视、远视、散光）引起的视疲劳，及电脑视频终端引起的视疲劳（电脑视频终端综合征），属血不养睛者。

荔枝肉（干品）15克，山药（干品）15克。将二味放入锅中，加适量水，浸泡约1小时，大火煮沸后，改用小火煮至山药熟即成，当点心服，每日1剂。本方健脾胃，补气血。（《食疗》）

备注：荔枝病是因空腹进食过量的荔枝引起的突发性低血糖，小儿患者居多，轻则恶心、四肢无力，重则大量出冷汗、四肢抽搐、昏迷。发病机制尚未完全明确，与下列几点有关。①荔枝种子含有α-次甲基环丙基甘氨酸，有降低血糖作用。②高浓度的果糖刺激胰岛β细胞迅速释放大量胰岛素。③当进食果糖和半乳糖时，引起急性抑制肝葡萄糖产生。

香 蕉

【出处】《本草纲目拾遗》。

【来源】为芭蕉科植物大蕉 *Musa sapientum* L. 和香蕉 *Musa nana* Lour. 的果实。

【异名】蕉子、蕉果、甘蕉。

【药性】 味甘，性寒。归脾、胃、大肠经。

【功能】 清热，润肺，滑肠，解毒。

【用法用量】 生食或炖熟食，1~4 枚。

【使用注意】

1. 大便溏泄者不宜多食。

2. 香蕉含钠盐多，伴肾功能不良者，不宜多食。

3. 香蕉含糖量较高，糖尿病患者不宜食用。

【现代研究】

成分：香蕉富含糖类、淀粉、果胶，蛋白质，脂肪，钾、钙、磷、铁等元素，维生素 B_1、维生素 B_2、维生素 C、维生素 E，胡萝卜素等。大蕉果实含多巴胺，肾上腺素，去甲肾上腺素，5-羟色胺，枸橼酸，磷酸烯醇丙酮羧化酶及甾体类。果皮含 31-去甲环鸦片甾烯酮，β-谷甾醇，棕榈酸环木菠萝烯醇酯。

药理：新鲜香蕉在体内可明显降低人血浆极低密度脂蛋白、低密度脂蛋白和高密度脂蛋白中过氧化脂质水平，有抗氧化作用；冻干的大蕉果肉对喂饲含猪油及胆固醇饲料的雄性大鼠有明显的降胆固醇作用。另外，成熟香蕉之果肉甲醇提取物的水溶性部分有抑制真菌、细菌的作用。

眼病食疗方例

1. 用于急性结膜炎，伴眼睑红肿，热痛。

香蕉 1 根。取皮食果，用皮敷患眼，每次约 30 分钟，每日 3 次。本方清热解毒，降火消肿。（《古今家庭食疗方法精选》）

2. 用于慢性结膜炎。

香蕉冰淇淋：香蕉 2 根（去皮，切碎，捣烂成泥状），玉米粉 20 克，茯苓粉 10 克，鸡蛋 2 只，鲜牛奶 300 毫升，红糖 25 克。先将鸡蛋打入碗内，搅拌成蛋糊，放入用水调匀的茯苓粉、玉米粉中，边倒边搅，用力搅打成鸡蛋粉糊备用；将牛奶倒入锅中，小火煮沸后慢慢拌入鸡蛋粉糊，同时不断地用筷子搅拌，加入红糖，混合均匀，离火，加入香蕉泥，搅拌均匀成糊，放入冰箱的冷冻室中，快速冷冻 20 分钟后取出，再搅打片刻，放回冰箱冷冻室，使成冰淇淋即可。早、晚 2 次分服，每日 1 剂。本方滋阴清热祛湿。宜于慢性结膜炎伴干涩，有少量白色黏性分泌物，属阴虚挟湿者，尤适于夏季食用。（《眼科病食物疗法》）

【附】香蕉皮（大蕉皮）　芭蕉科植物大蕉等的果皮。味甘、涩，性寒。功能清热解毒。并具降血压作用。眼病食疗应用：高血压眼底病变，视网膜动脉硬化。香蕉皮或果柄 30 ～ 60 克。将香蕉皮或果柄洗净，加适量水，煎约 20 分钟，去渣饮汤，每日 1 剂。本方降血压，降血脂。（《食物中药与便方》增订本）

柠　檬

【出处】《岭南采药录》。

【来源】为芸香科植物黎檬 *Citrus limonia* Osbeck 或柠檬（洋柠檬）*Citrus limon*（L.）Burm. f. 的成熟果实。

【异名】黎檬子、宜母子、宜母果、柠果等。

【药性】味酸、甘，性凉。归胃、肺经。

【功能】生津，止渴，解暑，和胃，安胎。

【用法用量】绞汁饮或鲜食，适量。日常泡茶饮、水煎服或糖渍食。

【使用注意】胃酸过多者不宜食用。

【现代研究】

成分：柠檬的果皮中含糖类，维生素 C、维生素 B_1、维生素 B_2，烟酸，钙、磷、铁等元素，橙皮苷、柚皮苷、新橙皮苷等黄酮类，柠檬酸、咖啡酸、奎宁酸等有机酸。黎檬的果皮中还含 β - 谷甾醇，γ - 谷甾醇。

药理：柠檬有抗氧化作用，柠檬甲醇提取物对由 NADPH – ADP 诱导的大鼠肝微粒体脂质过氧化有抑制作用；柠檬中所含的咖啡酸有广泛的抗菌作用和收缩、增固毛细血管，降低通透性，提高凝血功能及血小板数量的止血作用。

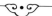

眼病食疗方例

1. 用于年龄相关性白内障初起期。

柠檬 3 ~ 5 只，白糖适量。将柠檬洗净，切片，用白糖渍，每次取 2 ~ 3 片，冲茶泡饮，每日 2 ~ 3 次。本方补充维生素 C，减少光线和氧对晶状体的损害，延缓白内障的发展。（《中华食疗大观》）

2. 用于制作禽兽类、水产类药膳时调味，可横剖开柠檬，用手挤压出适量柠檬汁。

备注：黎檬与柠檬（洋柠檬）的主要区别：洋柠檬的果实为椭圆形。

桑椹子

【出处】《新修本草》。

【来源】为桑科植物桑 *Morus alba* L. 的成熟果穗。

【异名】桑实、乌椹、黑椹、桑枣、桑葚子、桑果等。

【药性】味甘、酸，性寒。归肝、肾经。

【功能】滋阴养血，补肝益肾，固精明目，生津润肠。

【用法用量】水煎服，10 ~ 15 克（干品）；鲜食适量。或加蜜熬膏、浸酒用。

【使用注意】

1. 脾胃虚寒大便溏泄者不宜食用。

2. 桑椹不宜用铁制品煎煮。

3. 不成熟的桑椹不能食用。

【现代研究】

成分：果穗含糖，脂类、鞣酸，苹果酸，维生素 B_1、维生素 B_2、维生素 C，胡萝卜素。脂类中的脂肪酸主要为亚油酸、油酸、软脂酸、硬脂酸；精油为桉叶素，牻牛儿醇等；磷脂为磷脂酰胆碱，溶血磷脂酰胆碱等。果穗还含矢车菊素和矢车菊苷。

药理：小鼠灌服桑椹煎剂，能显著降低红细胞膜 Na^+，K^+-ATP 酶活性。Na^+，K^+-ATP 酶与机体释放能量、供 Na^+ 和 K^+ 的主动转运有关，桑椹子降低该酶的活性可能是其滋阴作用机制之一。桑椹子还有增强细胞免疫功能、促进机体造血功能等作用。

【文献摘要】《滇南本草》："益肾脏而固精，久服黑发明目。"

眼病食疗方例

1. 用于年龄相关性白内障初起期，属肝肾亏虚，精血不足者。

①桑椹蜜膏：桑椹 1000 克（或干品 500 克），蜂蜜 300 克。将桑椹洗净，加水煎煮头、二煎，每次约煎 30 分钟，合并两次煎液，再以小火煎熬浓缩，至较稠黏时，加入蜂蜜，至沸停火，待凉，装瓶，每次服 1 汤匙，以沸水冲化饮用，每日 2 次。本方补血，益精，明目，强身。(《药膳食谱集锦》第二版) ②桑椹粥：桑椹 30 克（或干品 20 克），糯米 50 克，冰糖适量。先将糯米放入砂锅内，加适量水，大火烧开后，加入桑椹，改用小火，共同煮至粥稠时，调入冰糖即成，顿服。功用同上方。(《现代家庭滋补药膳》) ③桑椹酒：鲜桑椹 100 克，白酒（低度）500 毫升。将桑椹洗净，捣烂出汁，装入纱布袋内，扎口，放入空酒罐中，倒入白酒，加盖，浸泡 3 天，取出药袋，并绞汁，将药汁加入到酒液中，每日晚餐或临睡前饮用 10~20 毫升，适宜于善饮酒者。功用同前方。(《药膳食谱集锦

第二版）。④桑椹牛奶茶：桑椹子（干品）15 克，鲜牛奶 200 毫升。先将桑椹子放入大茶杯中，用沸水冲泡小半杯，加盖，闷 15 分钟左右；再将鲜牛奶中火煮沸后，倒入冲泡桑椹子的杯中，拌和均匀即成，当茶频频饮用，饮完后，桑椹子可加开水反复冲泡，每日 1 剂。本方滋补肝肾，益虚明目。（《眼科病食物疗法》）

2. 用于儿童远视的辅助治疗。

桑椹子（干品）10 克，枸杞子 10 克，黄菊花 10 克，红枣 10 枚，蜂蜜 2 匙。将桑椹子、枸杞子、菊花、红枣水煎头、二煎，每次约煎 20 分钟，头、二汁早、晚分 2 次服，服时加入蜂蜜，每日 1 剂。本方益肝肾，补气血，明目。本方亦可用于屈光不正及电脑视频终端引起的视疲劳。（《眼病食疗》）

3. 用于中心性浆液性脉络膜视网膜病变、年龄相关性黄斑变性等病。

与枸杞子、丹参、海带等同用，以补肝益肾，活血软坚，明目。详见本节枸杞子条。

备注：鲜桑椹加工成干品时，宜先将鲜桑椹蒸熟，然后晒干。

梨

【出处】《名医别录》。

【来源】为蔷薇科植物白梨 *Pyrus bretschneideri* Rehd.、沙梨 *Pyrus pyrifolia*（Burm. f.）Nakai 及秋子梨 *Pyrus ussuriensis* Maxim. 等栽培品种的果实。

【异名】快果、果宗、蜜父、玉乳等。

【药性】味甘、微酸，性凉。归肺、胃、心经。

【功能】清肺化痰，生津止渴。

【用法用量】水煎服，15～30 克；或鲜食，1～2 只；或榨汁饮；或炖食；或蒸服；或熬膏。清热生津宜生食；滋阴润肺宜熟食。

【使用注意】

1. 脾虚大便溏泄者不宜食用。

2. 产妇宜少食。

3. 梨的含糖量较高，糖尿病患者慎食。

【现代研究】成分：果实含果糖，蔗糖，葡萄糖，钾、钠、钙、镁、硒、铁、锰等元素，维生素 B_1、维生素 B_2、维生素 C 及纤维素，蛋白质，脂肪，苹果酸、枸橼酸、柠檬酸等有机酸。

【文献摘要】《本草图经》："又治卒患赤目弩肉、坐卧痛者，取好梨一颗，捣绞取汁，黄连三枝，碎之，以绵裹，渍令色变，仰卧注目中。"

眼病食疗方例

1. 用于迎风流泪，泪道通畅者。

生梨 3 只，荷花 20 克，红糖适量。先将梨削皮，切成小块，用榨汁机榨取原汁；再将荷花用沸水冲泡 1 小杯，与生梨汁拌匀成饮料，加入红糖即可饮服，现做现用，每日 1 剂。本方滋阴养血，祛风止泪。宜于夏、秋季食用。(《天然生食疗法》)

2. 用于急性结膜炎恢复阶段或慢性结膜炎，干涩症状明显者。

梨膏：梨 1000 克，白糖 500 克。先将梨去皮、核，切成小块，用榨汁机榨取汁液，与白糖混合，放入锅内，加适量水，大火烧沸，改用小火煎熬至稠，停火，晾凉，装罐即成，早、晚空腹时服用，每次 1 汤匙。本方清热，生津，润燥。(《家庭药膳全书》，赵映前主编)

3. 用于眼干燥症，结膜轻度充血，干涩，有少量分泌物。

雪梨银耳响螺汤：雪梨 2 只（去蒂、去心，用清水洗干净，切厚片），银耳 15 克（温水泡发，洗净），新鲜大响螺 1 只（去壳取肉，切去肠脏污秽物质，洗净，切片），瘦猪肉 60 克（洗净，切块），生姜 1 片。将各味食物放入瓦煲（或锅）内，加入适量水，大火煮沸后，改用小火煲 3 小时左右，加入食盐调味，佐餐食用。本方滋阴清热，增液润燥。(《明目补脑饮食》)

猕猴桃

【出处】《开宝本草》。

【来源】为猕猴桃科植物猕猴桃 *Actinidia chinensis* Planch. 的果实。

【异名】藤梨、木子、猕猴梨、羊桃、阳桃、猴仔梨、杨桃等。

【药性】味酸、甘，性寒。归胃、肝、肾经。

【功能】解热，止渴，健胃，通淋。

【用法用量】水煎服，30~60克；鲜食，适量；或榨汁饮。

【使用注意】脾胃虚寒者慎服。

【现代研究】

成分：猕猴桃果实含中华猕猴桃蛋白酶，游离氨基酸，糖类，有机酸，维生素 C、维生素 B，色素，鞣质及钾、硫、磷、氯、钠、镁、钙、铁等元素。新鲜的果实中维生素 C 的含量高，每百克果实中含维生素 C 138~284.54 毫克。猕猴桃果实还含猕猴桃碱、玉蜀黍嘌呤等生物碱及蒽醌类和挥发性的烯醇类成分。

药理：猕猴桃有延缓衰老、降血脂、抗疲劳、抗炎等作用。猕猴桃果汁能阻断在亚硝酸钠和氨基比林反应系统中二甲基亚硝胺的合成，有防癌作用。

眼病食疗方例

1. 用于眼部恶性肿瘤手术及化疗、放疗后。

猕猴桃炖三菇：猕猴桃 2 只（洗净去皮，切成小块），口蘑 125 克（用冷水漂透，放入沸滚水中焯一下捞起），蘑菇 130 克（用冷水漂透，放入沸滚水中焯一下捞起，泡入冷水中），水发冬菇（香菇）125 克（去蒂），甘蓝菜（包心菜）50克（洗净，切成条状）。将猕猴桃放入碗内，加少量鲜汤（或水）；再将口蘑、蘑菇、冬菇三味另放入炖盅内，加入鲜汤（或水）、盐、糖、黄酒、花生油等佐料，盖上盅盖，与放猕猴桃的碗同放入蒸笼内，蒸30分钟取出，将猕猴桃及汤倾入三菇盅内，用耐高温烹饪玻璃纸将盅口封密，再上笼蒸30分钟取出，揭开玻璃纸倒入另一空盆内；再将甘蓝菜入油锅内煸炒，加食盐、白糖等佐料，煸熟后围放在猕猴桃和三菇的四周即成，佐餐食用。本方化痰理气，开胃消食，清热解毒。（《抗癌与食疗》）

2. 用于维生素C缺乏眼病。

鲜猕猴桃果60克。去皮1次食，每日早、晚各1次。本方补充维生素C。（《中医食疗学》，王绪前编著）

3. 用于视网膜动脉硬化，血脂高者。

猕猴桃150克（洗净，去皮）。将猕猴桃捣碎，放于大茶杯中，加入白糖适量及温开水1000毫升，调匀，当茶饮，1日饮完。本方降血脂，抗动脉硬化。（《中国食疗本草新编》）

备注：口蘑为口蘑科真菌香杏口蘑和蒙古口蘑的子实体。功能健脾补虚，宣肺止咳，透疹。

葡 萄

【出处】《神农本草经》。

【来源】为葡萄科植物葡萄 *Vitis vinifera* L. 的果实。

【异名】蒲陶、草龙珠、琐琐葡萄、山胡芦、索索葡萄、葡萄秋等。

【药性】味甘、酸，性平。归肺、脾、肾经。

【功能】补气血，强筋骨，利小便。

【用法用量】水煎服，15～30克（干品）。鲜食，适量；葡萄干日常生食、蒸服。

【使用注意】葡萄含糖量较高，糖尿病患者不宜食用。

【现代研究】

成分：果含葡萄糖、果糖，少量蔗糖、木糖，钙、磷、铁等元素，十多种人体所需的氨基酸及维生素 C、维生素 B_1、维生素 B_2，芦丁，烟酸，胡萝卜素，还含酒石酸，柠檬酸，苹果酸，各种花色素的单葡萄糖苷和双葡萄糖苷，以及原矢车菊酚低聚物。

药理：葡萄中所含的黄酮原矢车菊酚的低聚物具有抗氧化活性，能清除实验系统中的氧自由基，抑制脂质过氧化。葡萄还有延缓衰老、抗肿瘤作用。

眼病食疗方例

用于年龄相关性白内障初起期。

枸杞子葡萄干茶：葡萄干 30 克，枸杞子 15 克。二味同放入杯中，用刚煮沸的水冲泡，加盖，闷 15 分钟，当茶，频频饮用，可反复冲泡，最后将葡萄干、枸杞子一道嚼食，每日 1 剂。本方滋肾益肝，补气养血，明目。(《眼科病食物疗法》)

备注：葡萄鲜品偏于生津止渴，葡萄干品偏于滋养补虚。眼科食疗多用葡萄干品。

樱 桃

【出处】《吴普本草》。

【来源】为蔷薇科植物樱桃 *Cerasus pseudocerasus*（Lindl.）G. Don 的果实。

【异名】含桃、朱桃、樱珠、朱果、莺桃等。

【药性】味甘、酸，性温。归脾、肾经。

【功能】补脾益肾。

【用法用量】水煎服，30～150克；鲜食适量；或浸酒。

【使用注意】不宜多食。

【现代研究】成分：樱桃含蛋白质，糖类，铁、磷、钙等元素，维生素 B_1、维生素 B_2、维生素C，烟酸，胡萝卜素等，本品中铁的含量高。樱桃种子含氰苷，加水分解可得氰氢酸。

眼病食疗方例

用于中心性浆液性脉络膜视网膜病变的恢复阶段，黄斑部水肿（盘状神经上皮浆液性脱离）基本吸收，视力未恢复。

①樱桃西米粥：樱桃30克（洗净，去果柄，压碎），西米50克（水浸泡30分钟），白糖10克，玫瑰酱3克。锅内放适量水，烧沸，加入樱桃、西米、白糖共煮成粥样，再调入玫瑰酱即成，早、晚分2次食用。本方补脾益肾明目。（《眼科病食物疗法》）②冰镇樱桃汁：樱桃50克（洗净，去果柄，压碎），白糖40克，柠檬汁10毫升。先将樱桃、白糖放入锅内，加适量水，小火煮沸15分钟，取汁，冷却，加入柠檬汁，再加适量冰块即成，当饮料，随意服用，当日饮完。本方滋阴补肾，降火明目。宜夏季食用。（《眼科病食物疗法》）

【附】樱桃核　蔷薇科植物樱桃的果核。味辛，性温。归肺经。功能发表透疹，消瘤去瘀，行气止痛。眼病食疗应用：用于睑板腺囊肿，结节极小者。樱桃核1枚，醋适量。将樱桃核与醋磨成浓汁，取汁涂、擦患处，每日4～6次。本方散结消肿。（《眼科外用中药与临床》）

备注：玫瑰酱是用玫瑰花的花瓣经糖腌制而成的食品，具活血及调味作用。

橄 榄

【出处】《日华子本草》。

【来源】为橄榄科植物橄榄 *Canarium album*（Lour.）Raeusch. 的果实。

【异名】橄榄子、青果、甘榄等。

【药性】味甘、酸、涩，性平。归肺、胃经。

【功能】清热解毒，利咽化痰，生津止渴，健胃消食，除烦醒酒。

【用法用量】水煎服，鲜品 30～50 克，干品 6～15 克；鲜食，每日嚼食 5～10 枚。

【使用注意】脾胃虚寒者慎服。

【现代研究】成分：果实含蛋白质，脂肪，糖类，钙、磷、铁等元素及维生素 C 等。种子含蒿属香豆素，东莨菪素，没食子酸，挥发油及香树脂醇等。

 眼病食疗方例

1. 用于单纯疱疹性角膜炎，角膜浅层病变恢复阶段，伴舌红口渴者。

青果绿豆汤：鲜青果 15 克（洗净），绿豆 20 克（洗净，水浸泡 1 小时）。先将青果放入砂锅，加水煎煮片刻，取出青果，剖开，去核后将青果剁成碎糊状备用；再将绿豆放入煮青果汤中，视青果煎汁的多少，补加适量水，大火煮沸后，改用小火煨煮 1 小时，待绿豆酥烂时，调入青果碎糊，继续用小火煨煮 10 分钟即成，早、晚分 2 次服。本方清热泻火解毒；补充维生素 C、维生素 B_1、维生素 B_2、维生素 A。本方亦用于细菌性角膜炎的恢复阶段。（《眼科病食物疗法》）

2. 用于眼部恶性肿瘤手术及化疗、放疗后。

金果玉堂，与余甘子、银耳、薏苡仁、花生、大西米等同用，以清热解毒，益气养血，滋阴生津，祛湿化痰。详见本节余甘子条。

橘

【出处】《神农本草经》。

【来源】为芸香科植物橘 *Citrus reticulata* Blanco 及其栽培变种的成熟果实。

【异名】黄橘、橘子、桔子（俗称）等。

【药性】味甘、酸，性平。归肺、胃经。

【功能】润肺生津，理气和胃。

【用法用量】鲜食，适量；或绞汁饮。

【使用注意】

1. 橘含糖较高，糖尿病患者慎食。

2. 橘不宜与萝卜同食，甲状腺肿患者更应注意。

3. 不宜与牛奶同食，橘中的维生素 C 如与牛奶中的蛋白质相遇会凝结成块，影响胃肠消化吸收功能。

4. 一次过量食用可发生橘黄病。

【现代研究】

成分：果汁含葡萄糖，果糖，蔗糖，苹果酸，枸橼酸，维生素 C，其中维生素 C 含量丰富，还含橙皮苷、柚皮芸香苷等黄酮类。果肉含纤维素，半纤维素，果胶物质，胡萝卜素，隐黄素，维生素 B_1 等。

药理：橘的果皮和果肉中，β-隐黄素比β-胡萝卜素具有更高的抗消化道癌活性。

眼病食疗方例

1. 用于年龄相关性白内障初起期。

橘1~2只。1次服，每日1次，宜常食。本方补充维生素C，减少光线和氧对晶状体的损害，延缓白内障的发展。（《临床食疗手册》）

2. 用于维生素C缺乏眼病。

橘2只。1次服，每日1~2次，宜长期服。本方补充维生素C。（《眼病食疗》《果品食疗》）

备注：①橘子属柑橘类水果，柑橘类水果品种很多，主要有橘子、柑子、橙子和柚子四大类，它们都富含维生素C，因此在眼科食疗的应用基本相同。②橘黄病：橘中富含胡萝卜素，一次过量食用，导致大量胡萝卜素吸收入血液，短期内肝不能将它转化为维生素A加以贮存，则血液中胡萝卜素浓度过高，在皮肤浅层组织中沉积，出现皮肤黄染，以掌趾、鼻唇沟及鼻边缘的皮肤为显著。此病不需特殊治疗，限制食用胡萝卜素含量丰富的食物，1个月左右肤色就会逐渐恢复正常。

第二章

蔬菜类

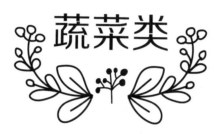

第一节　瓜茄类

冬　瓜

【出处】《本草经集注》。

【来源】为葫芦科植物冬瓜 *Benincasa hispida*（Thunb.）Cogn. 的果实。

【异名】白瓜、水芝、白冬瓜、地芝、东瓜、枕瓜等。

【药性】味甘、淡，性微寒。归肺、大肠、小肠、膀胱经。

【功能】利尿，清热，化痰，生津，解毒。

【用法用量】连皮水煎服，60～120克；或捣汁饮。制作菜蔬，可烧汤、红烧等。

【使用注意】虚寒体质者不宜过多食用。

【现代研究】成分：冬瓜含蛋白质，糖，粗纤维，钙、磷、铁等元素，维生素 B_1、维生素 B_2、维生素 C，烟酸，胡萝卜素，还含羽扇豆醇、乙酸羽扇豆醇酯、β - 谷甾醇、β - 谷甾醇乙酸酯等。

🥕 眼病食疗方例

1. 用于开角型青光眼，眼压得到控制，但不稳定者。

①冬瓜赤豆汤：冬瓜500克（带皮，洗净，切块），赤小豆30克（洗

净，水浸泡 1~2 小时）。二味加适量水，煮至豆烂，可加适量蜂蜜或食盐调味，饮汤食瓜及豆，每日 1 剂。本方利水健脾。(《百病食疗偏方》)

②虾皮烧冬瓜：冬瓜 250 克（削皮，切块），虾皮 25 克（水浸泡，洗净）。将精制油加热，入冬瓜煸炒，然后加入虾皮和食盐，并加少量水，冬瓜烧熟即成。本方温肾利水。(《蔬菜治百病》)

2. 用于中心性浆液性脉络膜视网膜病变，黄斑部水肿（盘状神经上皮浆液性脱离）较重者。

冬瓜牛奶：冬瓜汁 250 毫升，牛奶 200 毫升，红糖 15 克，白糖 15 克。将冬瓜汁、红糖、白糖同置容器中，然后慢速倒入牛奶，边倒边搅，使充分混合均匀，倒入杯中后加盖，放置冰箱冷藏，早、晚分 2 次服，服时加热，每日 1 剂。本方利水消肿，扶正祛邪。(《眼科病食物疗法》)

3. 用于非增生型糖尿病视网膜病变，伴黄斑部水肿。

三冬消渴茶：冬瓜 500 克（洗净，分别取皮、瓤、子及瓜肉，冬瓜皮切丝），麦门冬片 15 克，天门冬片 15 克。先将冬瓜肉与冬瓜瓤放入家用粉碎机中，快速粉碎成匀浆汁备用；再将冬瓜皮、冬瓜子放入砂锅，加适量水，大火煮沸后，加麦门冬片、天门冬片，改用小火煨煮 40 分钟，滤汁去渣，将汁倒入砂锅，补加适量水，调入冬瓜浆汁，小火煨煮至沸即成，早、晚分 2 次服。本方滋阴，清热，利水。(《眼科病食物疗法》)

4. 用于年龄相关性白内障初起期。

冬瓜汤，与柿霜同用，以滋阴生津明目。详见第一章第二节柿子条。

【附】

1. 冬瓜皮为葫芦科植物冬瓜的外层果皮。味甘，性微寒。归肺、脾、小肠经。功能清热利水，消肿。眼病食疗应用：①用于慢性结膜炎，伴眼睑浮肿者。瓜皮决明汤：新鲜冬瓜皮 50 克，草决明 10 克。二味加适量水煎汤，代茶饮，每日 1 剂。本方清热，利水，消肿。(《中国分科食疗大全》) ②用于球结膜下出血，伴咳嗽者尤宜。冬瓜皮 15 克（干品），蜂蜜适量。将冬瓜皮加适量水煎汤，去渣取汁，加入蜂蜜调匀，顿服。本方清肺润燥，止咳下气。(《中医眼科全书》第二版) ③用于中心性浆液性脉络膜视网膜病变，黄斑部水肿（盘状神经上皮浆液性脱离）较重，属水湿上泛者。与蚕豆同用，以健脾利水消肿。详见第七章第二节蚕豆条。

2. 冬瓜子：为葫芦科植物冬瓜的种子。味甘，性微寒。归肺、大肠经。功能清肺化痰，消痈排脓，利湿。眼病食疗应用：用于急性结膜炎，夹湿者尤宜。冬瓜子24克，米仁24克，水芦根（活水芦根、鲜芦根）1支（洗净）。将三味加适量水煎汤，代茶饮。本方清热利湿。（《食疗》）

备注：冬瓜汁制法：取冬瓜适量，去皮、子，切成小块，放入榨汁机中榨取汁即成。冬瓜可不去皮，利水效果更好，但汁的口感较差。

丝 瓜

【出处】《救荒本草》。

【来源】为葫芦科植物丝瓜 *Luffa cylindrica*（L.）Roem. 或粤丝瓜 *Luffa acutangula*（L.）Roxb. 的鲜嫩果实；或霜后干枯的老熟果实（天骷髅）。

【异名】天丝瓜、天罗、蛮瓜、绵瓜、布瓜、天吊瓜、洗锅罗瓜等。

【药性】味甘，性凉。归肺、肝、胃、大肠经。

【功能】清热化痰，凉血解毒。

【用法用量】水煎服，9~15克（老熟果实），鲜品60~120克；或鲜品去皮绞汁饮。制作菜蔬，可烧汤、炒等。

【使用注意】大便溏泄者不宜食用。

【现代研究】

成分：丝瓜果实含蛋白质，糖类，维生素 B_1、维生素 B_2、维生素 C，胡萝卜素，钙、磷、铁等元素，丝瓜味苦，含多量黏液，还含甲氨甲酸萘酯、瓜氨酸及有机酸、三萜皂苷成分等。在丝瓜组织培养液中还提取到活性物质泻根醇酸。

药理：家兔静注鲜嫩丝瓜提取物具有明显的诱生干扰素作用，其有效成分是核酸；泻根醇酸具有与甘草次酸几乎相同的抗过敏作用（大鼠Ⅰ型过敏反应），而且显示了比甘草次酸强几倍的抑制小鼠耳触性Ⅳ型过敏反应的作用。

 眼病食疗方例

1. 用于中心性浆液性脉络膜视网膜病变恢复阶段，黄斑部水肿（盘状神经上皮浆液性脱离）基本吸收，视力未恢复。

丝瓜牡蛎汤：丝瓜 450 克（削去薄层外皮，洗净，切片），鲜牡蛎肉 150 克（洗净，放入沸水锅中焯 5 分钟，捞出，剖成薄片）。将汤锅置火上，加精制油烧至六成热，投入鲜牡蛎肉煸炒，烹入黄酒，加清汤（或水），中火煮沸，投入丝瓜，加葱花、生姜末，再煮至沸时，加食盐、五香粉，用湿淀粉勾芡，淋入麻油，拌和均匀即成，佐餐食用。本方滋阴清热，养血明目。（《眼科病食物疗法》）

2. 用于高血压眼底病变，视网膜动脉硬化、出血。

鲜嫩丝瓜 250 克（去皮，切成 3 厘米长条），番茄 100 克（洗净，连皮切成薄片），嫩毛豆米 50 克（洗净，不去衣）。将炒锅加热，加入精制油烧至六成热，入丝瓜稍翻炒，加入清汤（或水）适量，放入毛豆米、番茄及适量葱、生姜，大火烧沸，焖 10 分钟，加入食盐，湿淀粉勾芡，淋麻油即成，佐餐食用。本方清热凉血；降血压，降血脂。（《果蔬食疗本草经》）

【附】

1. 丝瓜花为葫芦科植物丝瓜或粤丝瓜的花。味甘、微苦，性寒。功能清热解毒，化痰止咳。眼病食疗应用：可用于开角型青光眼，眼压得到控制，基本稳定，属郁火上逆者尤宜。丝瓜花蜜饮：丝瓜花 10 克，蜂蜜 30 克。将丝瓜花放入瓷杯内，以沸水冲泡，加盖温泡 10 分钟，再调入蜂蜜，趁热顿服，每日 2 ~ 3 次。本方清热下气；脱水降压。（《常见病症忌口与

食养》）

2. 丝瓜藤为葫芦科植物丝瓜或粤丝瓜的茎。味苦，性微寒。归心、脾、肾经。功能舒筋活血，止咳化痰，解毒杀虫。眼病食疗应用：①用于睑腺炎，未化脓者。丝瓜藤30克（剪成小段），鲜荸荠30克，茶叶3～6克。三味加水煎，代茶饮。本方清热解毒消肿。（《食疗妙方》）②用于单纯疱疹性角膜炎，角膜浅层病变，结膜睫状充血较重者。丝瓜藤30克（剪成小段），槐花15克，紫草18克。三味水煎头、二煎，每次约煎20分钟，头、二汁分早、晚2次服，每日1剂。本方清热解毒，凉血活血。（《蔬菜食疗与养生》）

3. 丝瓜叶为葫芦科植物丝瓜或粤丝瓜的叶片。味苦，性微寒。功能清热解毒，止血，祛暑。眼病食疗应用：①用于急性结膜炎。鲜丝瓜叶20克，霜桑叶（干品）20克。将二味加适量水，煎汤，取滤液，以消毒纱布蘸液洗眼，每日3～4次。本方清热解毒，疏风止痒。（《蔬菜食疗与养生》）②用于睑腺炎，未化脓者。鲜丝瓜叶适量，金黄散适量。将丝瓜叶加少量水捣汁，调金黄散，外涂红肿处，勿进入眼内。本法清热解毒，消肿止痛。（经验方）

苦 瓜

【出处】《滇南本草》。

【来源】为葫芦科植物苦瓜 *Momordica charantia* L. 的果实。

【异名】锦荔枝、癞葡萄、凉瓜、癞瓜等。

【药性】味苦，性寒。归心、脾、肺经。

【功能】清暑涤热，明目，解毒。

【用法用量】水煎服，鲜品30～60克，干品6～15克。制作菜蔬，可炒、凉拌等。

【使用注意】脾胃虚寒者慎食。

【现代研究】

成分：果实含谷氨酸、丙氨酸、β-丙氨酸、瓜氨酸等多种氨基酸以及半乳糖醛酸，果胶，钙、磷、铁等元素，维生素 B_1、维生素 B_2、维生素 C，胡萝卜素，又含类脂，其中脂肪酸为棕榈酸、硬脂酸、油酸、亚油酸等，还含苦瓜混苷、5-羟色胺等。

药理：苦瓜有降血糖作用，四氧嘧啶诱发的糖尿病大鼠口服苦瓜果实提取物，白内障的发生较迟，需 140~180 日，而口服生理盐水的糖尿病大鼠经 90~100 日则发生白内障；从苦瓜果实中分离得到的一种人类免疫缺陷病毒的新抑制剂（MAP_{30}），在体外实验中还可抑制单纯疱疹病毒（HSV）。此外，苦瓜还有抗菌和抗癌作用。

【文献摘要】《生生编》："除邪热，解劳乏，清心明目。"《随息居饮食谱》："苦瓜青则苦寒，涤热，明目，清心……熟则色赤，味甘性平，养血滋肝，润脾补肾。"《泉州本草》："主治烦热消渴引饮，风热赤眼，中暑下痢。"

眼病食疗方例

1. 用于急性结膜炎，热邪偏重者。

①苦瓜汤：苦瓜 500 克。将苦瓜洗净，去子，切片，煮熟，饮汤食瓜，汤可代茶饮。本方清热解毒。（《药膳汤羹》）②苦瓜粥：苦瓜 100 克（洗净、去子，切成小丁），粳米 50 克。先将粳米加适量水煮粥，至米半熟时加入苦瓜及食盐，煮成粥，顿服或分 2 次食用。功用同上方。（《食养食疗与常见病》）③生拌苦瓜：苦瓜 250 克（去子，洗净，切成细丝），香菜（芫荽）50 克（洗净，切小段），豆豉 25 克。先将苦瓜用食盐腌至出水，挤去水，再用凉开水浸泡数分钟，沥干水分，与香菜、豆豉共放入盘内，加食盐拌匀，再腌片刻，淋上麻油即成，佐餐食用。本方清热解毒，健胃和中。（《天然生食疗法》）

2. 用于慢性结膜炎，干涩，有分泌物。

麦冬苦瓜泥：苦瓜 250 克（洗净，去子），鲜麦门冬 30 克（洗净），白糖 30 克。将苦瓜、鲜麦门冬共同捣烂如泥，加入白糖拌匀，约 2 小时后将水汁滗出即成，当菜佐餐，随意食用。本方滋阴清热，润燥明目。（《眼科病食物疗法》）

3. 用于溃疡性睑缘炎（睑弦赤烂）及眦部睑缘炎。

苦瓜 1 条（洗净，去子，切片），黄连 10 克（纱布包，扎口），白糖 20 克。将苦瓜、黄连加适量水煎 20 分钟，取出黄连布包，加入白糖调味，饮汤食苦瓜，每日 1 剂，连服数日。本方清心降火，伴口渴、舌尖红者尤宜。（《进补全书》）

4. 用于睑腺炎，未化脓者。

苦瓜泥：苦瓜 250 克（洗净，去子），白糖 30 克。将苦瓜捣烂如泥，加入白糖拌匀，两小时后将汁水滗出即成，早、晚分 2 次食。本方清热解毒消肿。（《眼科病食物疗法》）

5. 用于中心性浆液性脉络膜视网膜病变恢复阶段，黄斑部水肿（盘状神经上皮浆液性脱离）基本吸收，视力未恢复。

苦瓜炒肝片：苦瓜 100 克（去子，洗净，切片），猪肝 250 克（洗净，切成薄片，加黄酒、食盐腌 15 分钟，用沸水淋冲，沥干），蒜头 2 瓣（切成茸）。炒锅上火，放精制油烧热，入蒜头爆香，放入猪肝、苦瓜煸炒片刻，加适量水，待沸时加酱油、白糖调味，用湿淀粉勾薄芡，淋上麻油即成，当菜佐餐，随意食用。本方滋阴降火，养血明目。（《眼科病食物疗法》）

6. 用于非增生性糖尿病视网膜病变，血糖不稳定。

苦瓜绿茶：新鲜苦瓜 1 条，绿茶叶 50 克。在苦瓜上 1/3 处截断，去瓤，纳入茶叶后，用竹扦插合，并以细线扎紧，挂通风处阴干，苦瓜干后，外部用洁净纱布蘸温开水将其擦净，连同里边的茶叶切碎，混合均匀，每次取 10 克，放入有盖杯中，用沸水冲泡，加盖 30 分钟后即成，当茶频饮，每日 1 次。本方降糖明目。（《眼科病食物疗法》）

南 瓜

【出处】《滇南本草》。

【来源】为葫芦科植物南瓜 *Cucurbita moschata*（Duch. ex Lam.）Duch. ex Poir. 的果实。

【异名】麦瓜、番瓜、倭瓜、金瓜、饭瓜等。

【药性】味甘，性平。归肺、脾、胃经。

【功能】补中益气，解毒消肿。

【用法用量】煮或蒸食，适量；或制成粉末，每次 2 匙。制作菜蔬，可切丝炒、炖肉、烧汤等。

【使用注意】过量食用，或连续食用南瓜，可引起糖尿病病人血糖增高。南瓜内所含的胡萝卜素大量贮藏于人体内，皮肤可发生黄染。

【现代研究】

成分：果含蛋白质，脂肪，纤维素，葡萄糖，蔗糖，瓜氨酸、精氨酸、天冬酰胺等氨基酸，维生素 B₁、维生素 B₂、维生素 C，还含 α - 胡萝卜素、β - 胡萝卜素、叶黄素等类胡萝卜素，葫芦苦素 B，胡芦巴碱，腺嘌呤，戊聚糖，甘露醇等。

药理：南瓜多糖有降低四氧嘧啶糖尿病模型大鼠血糖的作用，并且效果优于消渴丸对照组。此外，南瓜多糖还有降支链氨基酸（亮氨酸、缬氨酸、异亮氨酸的统称）、降血脂、抗癌等作用。

 眼病食疗方例

1. 用于非增生性糖尿病视网膜病变，血糖不稳定。

银耳三粉汤：南瓜粉 30 克，猪胰粉 30 克，山药粉 30 克，银耳 20 克

（温水泡发，去蒂头，掰成碎瓣），海带 15 克（温水泡发，切成小片）。将汤锅置火上，加精制油，烧至六成热，投入葱花、生姜末，出香后加清汤（或水）适量，放入银耳，小火煮煨 30 分钟，随即调入海带、南瓜粉，猪胰粉、山药粉，加黄酒，拌和均匀，再煮至沸，加食盐、五香粉，调和均匀即成，当汤佐餐，随意食用，当日服完。本方滋阴清热，止血软坚，明目降糖。（《眼科病食物疗法》）

2. 用于角膜软化症（维生素 A 缺乏病），夜盲及结膜干燥期。

南瓜猪肝汤：南瓜 200 克（洗净，切小块），猪肝 100 克（洗净，切片）。二味加适量水，煮汤，瓜熟后加少量食盐，淋麻油，顿服或分 2 次热服。本方益气补血明目。（《中国食疗本草新编》）

【附】南瓜花　葫芦科植物南瓜的花。味甘，性凉。功能清湿热，消肿毒。眼病食疗应用：可用于角膜软化症（维生素 A 缺乏病）、夜盲及结膜干燥期。南瓜花 30 克（洗净，撕成片状），猪肝 200 克（洗净，切片）。二味加适量水共煮，肝熟，拣去南瓜花，用少量食盐调味，饮汤食肝。本方补血消疳明目。（《中华食疗大观》）

备注：南瓜粉、猪胰粉、山药粉三种粉剂市场皆有商品出售。

黄 瓜

【出处】《本草拾遗》。

【来源】为葫芦科植物黄瓜 *Cucumis sativus* L. 的果实。

【异名】胡瓜、王瓜、刺瓜等。

【药性】味甘，性凉。归肺、脾、胃经。

【功能】清热、利水、解毒。

【用法用量】生食或熟食，适量；或绞汁饮。制作菜蔬，可凉拌、炒等。

【使用注意】

1. 大便溏泄者不宜食用。

2. 病后体弱者不宜食用。

【现代研究】

成分：黄瓜含葡萄糖、鼠李糖、半乳糖、甘露糖、木糖、果糖等糖类，天冬氨酸、组氨酸、缬氨酸、亮氨酸等氨基酸，钙、磷、铁等元素及维生素 B_2、维生素 C，还含芦丁、异槲皮苷等苷类及酚酸、脂肪酸、挥发成分。黄瓜头部的苦味成分是葫芦苦素 A、B、C、D。

药理：实验提示黄瓜先经过初步消化（可能经胃的消化）后，可能有诱生干扰素的作用；大鼠口服黄瓜乙醇提取物每千克250毫克，不能降低血糖，对葡萄糖负荷后的血糖峰值亦无作用。

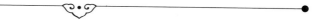

眼病食疗方例

1. 用于慢性结膜炎，胀痛、沙涩、分泌物较多，热邪偏重者。

酸甜黄瓜：黄瓜250克，白糖50克，醋50毫升。先将黄瓜用凉开水洗净，两面切斜刀，深3/5以上，用盐腌20分钟后，放入凉开水中浸泡，去咸味，捞出沥干，切成长段备用；再将白糖、醋同放入碗内调成酸甜汁，把黄瓜长段，放在汁内浸泡1小时，其间翻转几次即成，佐餐食用。本方清热解毒。（《常见药用蔬菜》）

2. 用于睑腺炎，未化脓者。

黄瓜炒西瓜翠，与西瓜皮同用，以清暑解毒消肿，适宜夏季使用。详见第一章第二节西瓜条。

3. 用于中心性浆液性脉络膜视网膜病变，黄斑部水肿（盘状神经上皮浆液性脱离），黄白色点状渗出较多者。

黄瓜姜丝海蜇：嫩黄瓜200克（洗净，切成细丝），水发海蜇200克（清水中浸泡，洗去盐分和矾，切成细丝，再入凉开水中浸泡数小时，捞出沥干），生姜10克（洗净，切成细丝）。将海蜇丝放入碗中，加入黄瓜丝、生姜丝，拌匀，再加食盐、醋、麻油，拌匀即成，佐餐食用。本方清

热利水，化痰软坚。（《眼科病食物疗法》）

4. 用于黑眼圈的防治。

黄瓜1根，胡萝卜3根，番茄1只，甜橙2只（去皮、籽），蜂蜜适量。将黄瓜、胡萝卜、番茄洗净，与甜橙共同切成小块，用榨汁机榨取原汁，加入蜂蜜调味，即可饮用，空腹当茶饮，每日1剂。本方润肤荣颜。本法亦可用于中心性浆液性脉络膜视网膜病变，以补充多种维生素，促进机体代谢。（《天然生食疗法》）

5. 用于急性结膜炎。

黄瓜霜：老黄瓜1条，芒硝适量。先将黄瓜顶部切下一块，呈盖状，将黄瓜内的瓤和子挖去，填入芒硝，塞满后，将黄瓜盖合上，用牙签固定，把黄瓜放入网袋，悬挂于阴凉通风处，待黄瓜外皮析出白霜，刮下，存放于消毒的玻璃瓶内。使用时，用消毒玻璃棒，蘸少量凉开水，再蘸少许药末点于大、小眦角处，每日3～4次。本方清热解毒，退赤消肿。（《五官百病千家妙方》）

备注：有人认为黄瓜中含有维生素C分解酶，可破坏维生素C的吸收，不宜与富含维生素C的蔬菜一起食用，如番茄、青椒、包心菜、花菜、油菜等。目前尚未见有关这方面研究报告。

茄 子

【出处】《本草拾遗》。

【来源】为茄科植物茄 solanum melongena L. 的果实。

【异名】落苏、昆仑瓜、白茄、紫茄、黄茄、银茄等。

【药性】味甘，性凉。归脾、胃、大肠经。

【功能】清热，活血，消肿。

【用法用量】水煎服，15～30克。制作菜蔬，可红烧、炒、蒸熟凉拌、油焖等。

【使用注意】慢性腹泻者不宜多食。

【现代研究】

成分：果实含蛋白质，脂肪，糖类，苏氨酸、缬氨酸、亮氨酸、异亮氨酸等7种必需的氨基酸，钙、磷、铁等元素，维生素 B_1、维生素 B_2、维生素C，胡萝卜素，芦丁，还含胡芦巴碱，水苏碱，胆碱，茄碱（龙葵碱）等多种生物碱及飞燕草苷，对香豆酸，苹果酸，绿原酸，少量枸橼酸等成分。种子中含甾体皂苷类和三萜类化合物。

药理：茄子水溶性透析液可以抑制苯并芘等物质的致突变性。茄子汁预先静脉注射，可促进小鼠肿瘤坏死因子产生。

 眼病食疗方例

1. 用于眼挫伤，眼睑肿胀，皮肤青紫。

黄茄子（或紫茄）1只。将茄洗净，切片，如一指厚，平底锅上焙干，家用粉碎机打成细末，每次服4～10克，白酒（或开水）调服，每日2～3次。本方活血消肿止痛。（《政和本草》《蔬菜食疗与养生》《常见眼病食疗》）

2. 用于高血压眼底病变，视网膜动脉硬化、出血、渗出。

茄子50克（洗净，切块）、海带50克（水发，切丝），石决明15克（纱布包，扎口）。三味加适量水，煎约半小时，取出石决明布包，加食盐调味，饮汤，食海带、茄子，每日1剂。本方清肝，活血，化痰。（《眼科验方新编常见眼病民间疗法荟萃》）

3. 用于眼部恶性肿瘤手术及化疗、放疗后，或伴发热者。

菊花蒸茄：紫茄子2只（去蒂，洗净，切成4块，），菊花30克（洗净）。先将菊花放入锅内，加适量水，煎煮约半小时，滤取菊花汤汁，与茄子同放入大瓷碗中，加适量食盐，隔水蒸熟，淋麻油即成，顿服或分2次食用。本方清热，解毒，活血。（《中国食疗本草新编》）

备注：茄子有多种品种，有紫、白、青、黄等不同颜色，圆、长等不同形状，但性能基本相似。食疗一般选用紫色茄子。

番 茄

【出处】《植物名实图考》。

【来源】为茄科植物番茄 *Lycopersicon esculentum* Mill. 的新鲜果实。

【异名】小金瓜、喜报三元、西红柿、洋柿子、番柿等。

【药性】味酸、甘，性微寒。归肝、脾、胃经。

【功能】清热生津，健胃消食。

【用法用量】水煎服，适量；或生食；或绞汁饮。制作菜蔬，可炒、烧汤、凉拌等。

【使用注意】

1. 素有胃寒者不宜食生冷番茄。

2. 不可食未成熟之青番茄，青番茄中含龙葵碱，服后轻则口腔感苦涩，严重者会出现中毒症状。

【现代研究】

成分：果实含丰富的维生素 C、胡萝卜素及蛋白质，脂肪，葡萄糖，果糖，钙、铁、磷、钠、镁、钾等元素，维生素 B_1、维生素 B_2、芦丁，烟酸，还含亚油酸、棕榈酸、油酸、α-亚麻酸、止权酸、枸橼酸、苹果酸、柠檬酸等有机酸，番茄碱、澳洲茄胺、茄碱、胡芦巴碱，胆碱，腺嘌呤等生物碱。果实尚含挥发成分，苦味成分，甾醇类成分。

药理：番茄红素能保护吞噬细胞免受自身的氧化损伤，促进 T、B 淋巴细胞增殖，刺激效应 T 细胞的功能。经常摄食番茄汁，可以促进白介素 2（IL-2）、白芥素 4（IL-4）的分泌，具有调节免疫功能作用。番茄还有降低胆固醇、降低血压、抗炎、预防癌症等作用。

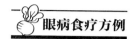**眼病食疗方例**

1. 用于年龄相关性白内障初起期。

番茄1只。生食，每日1次。本方补充维生素C，减少光线和氧对晶状体的损害，延缓白内障的发展。（《临床食疗手册》）

2. 用于角膜软化症（维生素A缺乏病），夜盲及结膜干燥期。

西红柿炒猪肝片：西红柿150克（洗净，用热开水浸泡5分钟，剥皮，切片），猪肝250克，（洗净，切成薄片，加料酒、食盐后，拌上生粉渍10分钟）。锅内倒入适量精制油，加热，放入生姜片爆香，将肝片滑入，翻炒至变色，加入西红柿片及食盐和少量水，炒至菜熟，撒上葱花即可，佐餐食用。本方补肝养血明目。（《蔬菜治百病》）

3. 用于单纯疱疹性角膜炎，角膜浅层病变的恢复阶段。

西红柿芹菜汁：西红柿250克（洗净后用热开水浸泡5分钟，剥皮，切成小块），芹菜300克（去根、黄叶，洗净，用温开水浸泡10分钟，切成小段），柠檬汁适量。将西红柿与芹菜一起放入榨汁机中榨取汁，倒入玻璃杯中，加入柠檬汁和少量食盐，调匀即成，上、下午分2次服，饮前各加小冰块1块更佳。本方清热生津；补充维生素A、维生素B_1、维生素B_2、维生素C。本方亦可用于细菌性角膜炎的恢复阶段。（《眼科病食物疗法》）

4. 用于高血压眼底病变，视网膜出血。

鲜西红柿1～2只。每日早晨空腹时生吃，15天为1个疗程。本方清热凉血；降血压。（《食物中药与便方》增订本）

5. 用于黑眼圈的防治。

与黄瓜、胡萝卜、甜橙、蜂蜜同用，以润肤荣颜。详见本节黄瓜条。

第二节　茎叶花类

小白菜

（本草正名：菘菜）

【出处】《广州植物志》。

【来源】为十字花科植物青菜 *Brassica chinensis* L. 的幼株。

【异名】白菜、青菜、夏菘、江门白菜、油白菜、小青菜（江浙地区）、上海青、油菜（北方习称）等。

【药性】味甘，性凉。归肺、胃、大肠经。

【功能】解热除烦，生津止渴，清肺消痰，通利肠胃。

【用法用量】煮食或捣汁饮，适量。制作菜蔬，可炒、烧汤、烧肉、作食品馅心，或煮菜饭、菜粥、菜面等。

【使用注意】

1. 脾胃虚寒，大便溏薄者慎服。

2. 腐烂的小白菜不能食用，食剩的熟菜也不可在高温下存放较长时间后再食用，否则可发生肠原性青紫病。

【现代研究】成分：嫩茎、叶含蛋白质，脂肪，糖类，粗纤维、钙、磷、铁等元素，维生素 C、维生素 B$_2$，烟酸、胡萝卜素等，还含酰化花青苷。

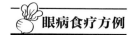 **眼病食疗方例**

1. 用于慢性结膜炎，干涩，晨起有少量分泌物。

绿豆白菜心汁：白菜心 150 克（洗净），绿豆 120 克（洗净，水浸泡 1 小时）。先将绿豆放入砂锅中，加适量水，煮至豆熟，加入白菜心，继续煮 20 分钟左右，取汁饮用，上、下午分 2 次服，每日 1 剂。本方清热解毒，养阴明目。（《眼科病食物疗法》）

2. 用于睑腺炎，未化脓者。

白菜叶 60 克（洗净），鲜荸荠 35 克（洗净，切片），丝瓜藤 35 克（洗净，剪段）。三味共同加水煎煮，沸后小火煎 20 分钟左右，取汁分 2 ~ 3 次饮服，每日 1 剂。本方清热解毒消肿。（《中华食疗大观》）

3. 用于年龄相关性白内障初起期。

白菜叶 80 克，水发银耳 40 克，茶叶 3 克。三味共同加水煎煮，沸后小火煎 5 分钟左右，取汁分早、晚 2 次饮服，每日 1 剂。本方补充维生素 C，抗衰老。（《中华食疗大观》）

备注：肠原性青紫病：发病机制为亚硝酸盐类食物中毒。含有大量硝酸盐类的蔬菜，如果腐烂（或腌制不久，或熟菜放置时间过久），原来菜内的硝酸盐在硝酸盐还原菌的作用下转化为亚硝酸盐，食后会使血液中的红细胞丧失载氧功能，导致机体不同程度的缺氧，出现头晕、头痛、恶心、呕吐、心率加快、全身皮肤及黏膜青紫，甚至昏迷等症状。

毛 笋

【出处】《本草纲目拾遗》。

【来源】为禾本科植物毛竹 *Phyllostachys pubescens* Mazel ex H. de Leh. 的苗。

【异名】茅竹笋、竹笋、笋、竹芽、竹萌、冬笋（冬季生长采挖者）、春笋（春季生长采挖者）、玉兰片（嫩小的毛笋，经加工而成的干品）等。

【药性】味甘，性寒。归胃、大肠经。

【功能】清热化痰，消胀，透疹。

【用法用量】水煎服，30～60克；或煮食。制作菜蔬，可炒、炖、煲汤、凉拌等。

【使用注意】

1. 竹笋含大量粗纤维，大便溏泄者不宜食用。

2. 竹笋含多量草酸，烹饪前宜在沸水中焯数分钟，捞起再用。

【现代研究】成分：嫩苗含蛋白质，脂肪，粗纤维，铁、镁、钙、钠、钾、铜、镉、钴等元素，B族维生素，维生素C等。苗含多糖，水解后有木糖，阿拉伯糖和半乳糖，还含酚酸类和内源赤霉素类。

【文献摘要】《本草纲目拾遗》："利九窍，通血脉，化痰涎，消食胀，多食令人易饥。"

眼病食疗方例

1. 用于青光眼睫状体炎综合征（青—睫综合征），眼压下降，角膜后沉着物（KP）未吸收。

①清炒竹笋：鲜竹笋肉300克。将竹笋洗净，切丝，用精制油炒，待笋熟时加食盐调味，佐餐食用，每日1次。本方清热化痰，促进角膜后沉着物（KP）的吸收。（《百病食疗偏方》）②油焖金针竹笋：竹笋肉250克（切丝），金针菜5克（水发，洗净，沥水，切段）。先将精制油烧熟降温至七成热，下笋丝煸炒透，加入金针菜和少量水，煮沸后加食盐、白糖调味，用小火焖煮5～10分钟即成，佐餐食用。本方清热消痰利水，促进角膜后沉着物（KP）的吸收。（《蔬菜治百病》）

2. 用于中心性浆液性脉络膜视网膜病变恢复期，黄斑部水肿（盘状神经上皮浆液性脱离）基本吸收，点状渗出未消退。

枸杞叶炒二冬：冬笋 50 克（切丝），枸杞叶 250 克（择洗干净），水发冬菇 50 克（切丝）。炒锅加热，放入猪油，待油七成热时，将笋丝、冬菇丝放入，略炒后随即倒入枸杞叶，翻炒数下，加入白糖、食盐，再略炒片刻，菜熟即成，佐餐食用。本方滋阴清热消痰。（《眼科病食物疗法》）

备注：我国部分地区，民间传统将竹笋列为"发物"，为眼病的禁忌食物，其机制待研究考证。

包心菜

（本草正名：甘蓝）

【出处】《中国蔬菜栽培学》。

【来源】为十字花科植物甘蓝 *Brassica oleracea* L. var. *capitata* L. 的叶。

【异名】蓝菜、西土蓝、洋白菜、卷心菜、莲花白、包菜等。

【药性】味甘、性平。归肝、胃经。

【功能】清利湿热，散结止痛，益肾补虚。

【用法用量】绞汁饮，200~300 毫升；或适量拌食、煮食。制作菜蔬，可炒、凉拌、制作泡菜，制作色拉等。

【使用注意】包心菜含粗纤维，大便溏泄者不宜多食。

【现代研究】

成分：包心菜含蛋白质，脂肪，葡萄糖，果糖，钙、钼、锰等元素，维生素 B_1、维生素 B_2、维生素 C、维生素 E，烟酸，胡萝卜素。全株还含有 11 种葡萄糖异硫氰酸酯类。包心菜叶含花色素苷类，共约有 15 种。另外，包心菜含多量维生素 U 样物质。

药理：有抗肿瘤作用，给雌性小鼠饲喂甘蓝芽，6 星期后可退化 7，12－二甲苯蒽诱发的肿瘤；有提高免疫功能作用，卷心菜（甘蓝）汁给环磷酰胺致免疫低下的小鼠灌胃，抑制脾抗体形成细胞的溶血能力，提高小鼠巨噬细胞溶菌酶的含量，抑制脾重量的减轻。

【文献摘要】《本草拾遗》："补骨髓，利五脏六腑，利关节，通经络中结气，明耳目，健人，少睡，益心力，壮筋骨。"

眼病食疗方例

1. 用于眼部恶性肿瘤手术及化疗、放疗后。

猕猴桃炖三菇，与猕猴桃、蘑菇、冬菇、口蘑同用，以化痰理气，开胃消食，清热解毒。详见第一章第二节猕猴桃条。

2. 用于视网膜动脉硬化，血脂高者。

与洋葱同用，以降血脂，抗动脉硬化。详见第二章第三节洋葱条。

备注：紫包菜（红甘蓝）是甘蓝的一个变种。紫甘蓝营养丰富，尤其含有丰富的维生素 C、维生素 U、维生素 E 和 B 族维生素，眼科食疗作用与包心菜相同。

苋 菜

(本草正名：苋)

【出处】《药录》。

【来源】为苋科植物苋 *Amaranthus tricolor* L. 的茎叶。

【异名】人苋、雁来红、老少年、十样锦、三色苋、青香苋等。

【药性】味甘，性微寒。归大肠、小肠经。

【功能】清热解毒，通利二便。

【用法用量】水煎服，30~60克。制作菜蔬，可炒、烧汤等。

【使用注意】苋菜含粗纤维，大便溏泄者不宜多食。

【现代研究】

成分：苋菜含蛋白质，脂肪，糖类，钙、铁、磷等元素，维生素C、维生素B$_1$、维生素B$_2$，胡萝卜素，烟酸。苋菜的茎含亚油酸为主要成分的不饱和脂肪酸及棕榈酸。叶还含苋菜红苷，木蜡酸（二十四烷酸），花生酸，菠菜甾醇等。

药理：苋菜的石油醚提取物中的正烷烃类、正烷醇类、16－三十一烷酮、甾醇类对金黄色葡萄球菌、白色葡萄球菌、草绿色链球菌等革兰阳性菌及大肠杆菌，绿脓假单胞菌等革兰阴性菌有较强的抗菌作用。

【文献摘要】《日华子本草》："通九窍。"《日用本草》："子治肝经风热上攻，眼目赤痛生翳，遮障不明，青盲赤瞎，并宜服之。"

 眼病食疗方例

用于急性结膜炎，热毒较轻者。

红苋菜粥：红苋菜50克（洗净，切段），粳米50～100克。将米放入锅内，加适量水，大火烧沸，改用小火熬至米欲熟时，放入苋菜及食盐，大火烧沸后，改小火煮至米熟烂即成，当早餐食用。本方清热解毒退赤。（《峨眉山神效验方》）

【附】苋实 苋科植物苋的种子。味甘，性寒。归肝、大肠、膀胱经。功能清肝明目，通利二便。眼病食疗应用：可用于浅层点状角膜炎，属肝经风热者。苋菜籽适量。将苋菜籽用家用粉碎机打成细末，每晚服3克，茶汤调服。本方清肝疏风，退翳明目。（《日用本草》）

备注：苋菜按其颜色分红苋、绿苋和彩苋（红绿杂色）三种，有人认为，青苋偏于清热止痢，红苋偏于清热凉血散瘀。眼科食疗用红苋或彩苋为佳。

旱 芹

【出处】《履巉岩本草》。

【来源】为伞形科植物旱芹 Apium graveolens L. 的带根全草。

【异名】云芎、芹菜、香芹、蒲芹、药芹等。

【药性】味甘、辛、微苦,性凉。归肝、胃、肺经。

【功能】平肝,清热,祛风,利水,凉血,止血。

【用法用量】水煎服,30~60克;或绞汁饮。制作菜蔬,可炒、凉拌、作食品馅心等。

【使用注意】

1. 旱芹含粗纤维,大便溏泄者不宜多食。

2. 多食芹菜会抑制睾酮的生成,精子量会明显减少,故准备生育的男性不宜多食。

【现代研究】

成分:茎叶中含蛋白质,糖类,磷、钙、铁等元素,胡萝卜素,维生素C,芦丁,烟酸,还含芹菜苷,补骨脂素,花椒毒素,香柑内酯,抗坏血酸胆碱及挥发油等。根含丁基苯酞,新川芎内酯,川芎内脂,洋川芎内酯等。

药理:芹菜的粗提取物静脉注射,可使兔、犬血压明显下降;血管灌流,可引起血管扩张。

【文献摘要】《随息居饮食谱》:"清胃,涤热,祛风,利口齿、咽喉、头目。"《本草推陈》:"民间用来治肝阳头昏,面红目赤,头重脚轻,步行飘摇等症。"

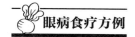 **眼病食疗方例**

1. 用于高血压眼底病变，视网膜新鲜出血或反复出血者。

①芹菜蜜：鲜芹菜（连根须）500克。将芹菜洗净，切成寸段，放入榨汁机中榨取汁，将芹菜汁煮沸，分数次饮完，饮时可调入适量蜂蜜，每日1剂。本方清热平肝，凉血止血；降血压，降血脂。本方亦可用于视网膜静脉阻塞。（《眼病食疗》）②芹菜粥：芹菜（连根，洗净切碎）60克，粳米50~100克。先将米入锅，加适量水，大火煮沸，改小火煮至米欲熟时，加入芹菜，并可放少量食盐调味，大火煮至粥成，当早餐服用。功用同上方。（《食粥养生与治病》）③葱油香芹：芹菜250克（去老茎、叶，洗净，切成寸段），香葱50克（去根须、洗净，切成寸段）。将麻油入锅加热，入香葱，爆出香味，去葱取油，备用；再将芹菜用沸水泡约3分钟，沥去水分，加入食盐拌匀，腌制片刻，滗去水分，淋入葱油拌匀即成，佐餐食用。功用同前方。（《天然生食疗法》）

2. 用于开角型青光眼，眼压得到控制，基本稳定。或伴眼胀、头晕，属肝阳上亢者。

枸杞子芹菜汁：新鲜芹菜（包括根、茎、叶，洗净，晾干，放入沸水中烫泡3分钟，取出后，切细），枸杞子30克（洗净，放入沸水中烫泡3分钟，不取出）。将枸杞子及其烫泡液倒入榨汁机中，再加入芹菜，榨取汁，上、下午分2次服。本方清肝滋肾明目。（《眼科病食物疗法》）

3. 用于中心性渗出性脉络膜视网膜病变活动期，黄斑部渗出，出血。

木耳拌芹菜：芹菜250克（去叶，洗净，入沸水锅中稍焯片刻，捞出，切成2厘米长小段），水发黑木耳100克（洗净，入沸水锅中焯一下，捞出，沥干）。将芹菜码入盘中，黑木耳铺放在芹菜段上，放入酱油、醋、红糖、麻油等拌匀，佐餐食用。本方清肝凉血，止血活血。（《眼科病食物疗法》）

4. 用于非增生性糖尿病视网膜病变，视网膜反复出血。

芹菜双冬茶：新鲜芹菜500克（洗净，放入温开水中浸泡30分钟，捞出，切成细末），麦门冬15克，天门冬15克（二味洗净，晒干或烘干，家用粉碎机打成极细末）。将芹菜放入榨汁机中榨取汁，盛于碗中备用；将麦门冬、天门冬细末分为两份，放入绵纸袋中，挂线封口（可按此剂量比例，一次大量制作），每次取药粉1袋，放入杯中，用沸水冲泡，加盖，闷15分钟，再倒入适量芹菜汁，混匀，当茶饮，每日上、下午各用1袋药包，每次药袋可反复冲泡数次，当日将芹菜汁用完。本方滋阴清热，凉血止血；降血糖。（《眼科病食物疗法》）

5. 用于急性结膜炎，尤适宜于流行性出血性结膜炎，球结膜下出血较重者。

鲜芹菜50克（洗净，切段），鲜黄花菜50克（洗净，清水中浸泡2小时），鲜马齿苋50克（洗净）。将三味加水，大火烧沸后，小火煎煮30分钟，取汁，分2次早、晚服。本方清热解毒，凉血退赤。（《中华食疗大观》）

6. 用于单纯疱疹性角膜炎，角膜浅层病变恢复阶段。

西红柿芹菜汁，与西红柿同用，以清热生津；补充维生素 A、B_2、C。详见本章第一节番茄条。

备注：目前国内的芹菜有本芹（中国芹菜）和西芹（从欧洲引进的芹菜品种）两大类，本芹又包括旱芹和水芹两种，三种芹菜的功效基本相同，食疗以旱芹为优。

芦 笋

（本草正名：石刁柏）

【出处】《中药大辞典》。

【来源】为百合科植物石刁柏 *Asparagus officinalis* L 的嫩茎。

【异名】露笋、龙须菜等。

【药性】味微甘，性平。

【功能】 清热利湿，活血散结。

【用法用量】 水煎服，15～30 克。制作菜蔬，可炒、煮、炖、凉拌、烤等。亦可食芦笋罐头。

【使用注意】 因芦笋中含有少量嘌呤，痛风患者不宜多食。

【现代研究】

成分：芦笋含蛋白质，糖类，维生素 B_1、维生素 B_2、维生素 B_6、维生素 C，类胡萝卜素及咖啡酸。糖类成分含果糖、葡萄糖、果糖吡咯烷酮酸、果糖谷氨酰胺等单糖及其衍生物，三糖类和多糖类。芦笋还含芦笋皂苷 C、D 等皂苷类，槲皮素、山奈酚、异鼠李素等黄酮类及炔类成分。

药理：有抗肿瘤作用，根据实验表明，芦笋具有明显的对抗亚硝胺中毒的作用，并存在着有效的抗癌成分；小鼠口服鲜芦笋，对 $^{60}Co\gamma$ 射线照射或皮下注射环磷酰胺引起白细胞减少有一定保护作用。此外，芦笋还有提高免疫功能、降血脂作用。

眼病食疗方例

1. 用于眼部恶性肿瘤化疗、放疗时的辅助治疗。

芦笋蘑菇汤：鲜芦笋 200 克（洗净，去除根部较老部分，切成段或斜片），蘑菇 100 克（洗净，切片）。将二味入锅，加适量水，大火烧沸，加入适量猪油和食盐，煮至菜熟透即成（或不用猪油，菜成后，淋入麻油），热服。本方清热抗毒，健脾开胃。（《中国食疗本草新编》）

2. 用于高血压眼底病变，视网膜动脉硬化、出血。

芦笋 200 克（洗净，去除根部较老部分，切成段或斜片，沸水中焯一下，捞起沥干），鲜百合 100 克（掰开，去除头尖和根部的黑色部分，洗净）。炒锅中置精制油加热，入百合急炒，再加入芦笋及少量食盐与水，炒至菜熟即成，佐餐食用。本方滋阴清热活血；抗动脉硬化，降血脂。

(《常见眼病食疗》)

3. 用于糖尿病视网膜病变，视网膜激光光凝术后黄斑部水肿。

芦笋苡仁羹：芦笋罐头 1 听或 1 瓶，枸杞子 30 克，薏苡仁 60 克，赤豆 60 克。先将枸杞子、薏苡仁、赤豆分别洗净，放入温开水中浸泡 1 小时，连同浸泡水一起放入砂锅，加适量水，大火煮沸后，改用小火煨煮 1 小时左右，同时开启芦笋罐头，取出芦笋 50 克，切成碎末状，并倒出适量芦笋汁液，待薏苡仁、赤豆煨煮至酥烂成稠黏羹状时，调入芦笋碎末及汁液，拌和均匀，继续煨煮成羹后即可，分早、晚 2 次服。本方滋阴清热，健脾利水。本方亦可用于年龄相关性黄斑变性，视网膜神经上皮或色素上皮浆液性脱离。(《眼科病食物疗法》)

4. 用于开角型青光眼，眼压基本控制者。

青柿芦笋膏，与青柿、蜂蜜同用，以清热利水，详见第一章第二节柿子条。

5. 用作急性闭角型青光眼急性发作期的饮料。

芦笋绿茶，与绿茶同用，以泻火利尿，清利头目。详见第六章第三节茶条。

备注：①本草中另有同名芦笋，为禾本科植物芦苇的嫩苗，多入药用。不能与本条混淆。②有些地区称芦笋为龙须菜，又要与同名的藻类植物江蓠科的龙须菜（又名江蓠、海菜、线菜、发菜等）相区别。

芥 菜

【出处】《千金要方·食治》。

【来源】 为十字花科植物芥菜 Brassica juncea（L.）Czern. et Coss.、油芥菜 Brassica juncea（L.）Czern. et Coss. Var. *gracilis*Tsen et Lee（又名高油菜）的嫩茎和叶。

【异名】芥、雪里蕻、皱叶芥、黄芥、冲菜等。

【药性】味辛，性温。归肺、胃、肾经。

【功能】通肺豁痰，温中健胃，散寒解表，通窍明目。

【用法用量】水煎服，10～15 克（干品）；或用鲜品捣汁饮。制作菜蔬，常腌制后炒、炖食。

【使用注意】

1. 本品辛温，急性炎性眼病不宜食用。

2. 凡疮疡、痔疮、便血及平素热盛之患者慎食。

【现代研究】

成分：芥菜含钙、铁、磷等元素，维生素 B_1、维生素 B_2、维生素 C，胡萝卜素，烟酸。叶还含芸薹抗毒素，环芸薹宁，环芸薹宁亚砜，马兜铃酸。根茎还含 11 种具挥发性的异硫氰酸酯。

药理：具防癌作用，采用 EB 病毒早期抗原诱导抑制实验的方法，对芥菜的防癌抗促癌活性进行了检测，结果发现芥菜具很高的抑制率。

【文献摘要】《名医别录》："主除肾邪气，利九窍，明耳目，安中。"《食疗本草》："主欬逆下气，明目，去头面风。"《本草求真》："盖缘芥性辛热，凡因阴湿内壅而见痰气闭塞者，服此痰无不除，气无不通，故能使耳益聪而目益明也。"

眼病食疗方例

用于慢性结膜炎，发痒，干涩，有白沫样分泌物，舌淡口不渴者。

大芥菜 2 棵（洗净），伊拉克蜜枣 12 枚（洗净）。先将芥菜放入瓦锅，加适量水，大火煮沸后，改用小火煮烂，加入蜜枣，再煮至枣熟，食枣饮汤，每日 1 剂。本方散邪益虚，通窍明目。(《中华食疗大观》)

备注：伊拉克蜜枣（无漏子）为棕榈科植物海枣的果实，味甘，性温，功能益气补虚，消食除痰。

茭白

【出处】《本草图经》。

【来源】为禾本科植物菰 *Zizania caduciflora* (Turcz. ex Trin.) Hand. - Mazz. 的嫩茎秆被菰黑粉菌刺激而形成的纺锤形肥大部分。

【异名】菰菜、茭首、茭笋、茭粑、茭瓜等。

【药性】味甘，性寒。归肝、脾、肺经。

【功能】解热毒，除烦渴，利二便。

【用法用量】水煎服，30～60克。制作菜蔬，可炒、油焖、红烧等。

【使用注意】脾虚大便溏泄者慎食。

【现代研究】成分：鲜品含蛋白质，脂肪，糖类，粗纤维，钙、磷、铁等元素，维生素 B_1、维生素 B_2、维生素 C，烟酸等。

【文献摘要】《食疗本草》："利五脏邪气，酒皶面赤，白癞疬疡，目赤等，效。"

 眼病食疗方例

1. 用于急性结膜炎，热毒较轻者。

茭白50克（洗净，切片或小块）。将茭白加适量水，煮至熟，加适量食盐及醋即可，饮汤食茭白，每日1剂。本方清热解毒。（《蔬菜营养菜谱与食疗方》）

2. 用于高血压眼底病变。

鲜茭白30～60克（洗净，切片），旱芹菜30克（去叶及须根，洗净，切段）。二味加适量水煮熟，加食盐及麻油调味，饮汤食菜，每日1剂。本方清肝，凉血，止血；降血压。宜于视网膜动脉硬化、出血者。（《食物

中药与便方》增订本）

韭 菜

【出处】《滇南本草》。

【来源】为百合科植物韭 *Allium tuberosum* Rottl. ex Spreng. 的叶。

【异名】草钟乳、起阳草、懒人菜、长生韭、壮阳草、扁菜等。

【药性】味辛，性温。归肾、胃、肺、肝经。

【功能】补肾，温中，行气，散瘀，解毒。

【用法用量】捣汁饮，60～120 克。制作菜蔬，可炒、作羹、作食品馅心或煮粥等。

【使用注意】

1. 韭菜辛温，急性炎性眼病不宜食用。

2. 阴虚内热、疮疡患者不宜食用。

【现代研究】

成分：叶含蛋白质，脂肪，糖类，类胡萝卜素，钙、磷、铁等元素，丙氨酸、谷氨酸、天冬氨酸、缬氨酸等氨基酸，维生素 C，纤维素，还含甲基烯丙基二硫化物、二甲基二硫化物等硫化物，山柰酚葡萄糖苷、槲皮素葡萄糖苷等苷类，尚含苦味质，大蒜辣素，蒜氨酸等。

药理：应用 SOS 显色试验证明，韭菜叶水溶性提取物有抗突变作用。

【文献摘要】《日华子本草》："多食昏神暗目，酒后尤忌，不可与蜜同食。"

 眼病食疗方例

1. 用于年龄相关性白内障初起期，属肝肾亏虚者。

韭菜炒羊肝：韭菜 150 克（洗净，切段），羊肝 200 克（洗净，切片）。二味共入油锅内大火炒熟，加入黄酒、食盐等调味，佐餐食用。本

方益肾补肝明目。(《百病食疗》)

2. 用于抗青光眼术后，眼压稳定，视功能损害者。

核桃仁炒韭菜：韭菜 50 克（洗净，切段），核桃仁 50 克。先将核桃仁用精制油炒黄，再入韭菜同炒，加少量食盐，佐餐食用。本方温肾益精，活血明目。(《百病食疗偏方》)

莴苣

【出处】《食疗本草》。

【来源】为菊科植物莴苣 *Lactuca sativa* L. 的茎和叶。

【异名】莴苣菜、千金菜、莴笋、莴菜等。

【药性】味苦、甘，性凉。归胃、小肠经。

【功能】利尿，清热解毒，通乳。

【用法用量】水煎服，30~60 克。制作菜蔬，可生拌、炒、煲汤等。

【使用注意】过多食用莴苣可引起视功能障碍，有人认为是由于莴苣中的莴苣生化物对视神经的刺激作用，停食后可自然恢复。

【现代研究】

成分：茎含蛋白质，脂肪，糖类，钙、磷、铁等元素，维生素 B_1、维生素 B_2、维生素 C，胡萝卜素、烟酸等。莴苣叶富含钙，胡萝卜素和维生素 C。莴苣还含三萜，甾醇，倍半萜，黄酮及苷类等化学成分，其中主要为倍半萜和黄酮类化合物，这两类化合物均具有较好的生物活性。(《新乡医学院学报》2013，30（2）)

药理：从莴苣汁分离的莴苣凝集素可使大、小鼠红细胞凝集。可调节鼠类脾脏 B 细胞的免疫生物学反应。

【文献摘要】《日用本草》："利五脏，补筋骨，开膈热，通经脉，去口气，白齿牙，明眼目。"《本草衍义》："多食昏人眼。"

眼病食疗方例

1. 用于慢性结膜炎，涩痛、分泌物较多者。

莴苣汁：莴苣500克（除去老叶、皮，洗净，将茎切成薄片），白糖30克。将莴苣连同嫩叶一道放入榨汁机中，加少量冷开水榨取汁，加入白糖，待糖溶化即成，上、下午分2次饮。本方清火利水，导热下行。（《眼科病食物疗法》）

2. 用于中心性浆液性脉络膜视网膜病变，黄斑部水肿（盘状神经上皮浆液性脱离）。

复合芹菜汁：莴苣嫩叶200克（洗净后，用温开水浸泡片刻，切段），芹菜200克（去根及黄叶后洗净，用温开水浸泡片刻，切成小段），番茄200克（洗净后，用热开水浸泡片刻，切成小块），蜂蜜20克。将莴苣、芹菜、番茄同入榨汁机中榨取汁，倒入玻璃杯中，调入蜂蜜搅匀即成，当饮料，分2～3次饮用，1日饮完。本方清热利水；补充多种维生素，促进机体代谢。（《眼科病食物疗法》）

【附】生菜（白苣） 菊科植物生菜的茎、叶。味苦、甘，性寒。归胃经。功能清热解毒，止渴。眼病食疗应用：可用于中心性浆液性脉络膜视网膜病变恢复阶段。生菜胡萝卜卷：生菜叶250克（洗净，用70℃水略焯），胡萝卜250克。将胡萝卜洗净，切成细丝，用食盐腌制1小时左右，投入沸水锅中略焯，捞出过凉水，沥干水分，加食盐、麻油、干淀粉，拌匀备用；取适量胡萝卜丝，放入铺开的生菜叶中，卷成卷，上笼蒸，水沸后约蒸2分钟，冷却，改刀即成，佐餐食用。本方清热养血明目。宜于黄斑部水肿（盘状神经上皮浆液性脱离）基本吸收，视力未恢复者。（《眼科病食物疗法》）

备注：生菜是莴苣的栽培变种，根据食用部位的不同，莴苣称为茎用莴苣，生菜称为叶用莴苣。

菠 菜

【出处】《履巉岩本草》。

【来源】为藜科植物菠菜 *Spinacia oleracea* L. 的全草。

【异名】菠、波棱菜、红根菜、赤根菜、波斯草、鹦鹉菜、鼠尾菜、飞薐菜等。

【药性】味甘，性平。归肝、胃、大肠、小肠经。

【功能】养血，止血，平肝，润燥。

【用法用量】煮食，适量；或捣汁饮。制作菜蔬，可炒、烧汤、凉拌等。

【使用注意】

1. 脾虚大便溏泄者不宜多食。

2. 菠菜炒食前，宜先在较多的沸水中焯一下，捞起后将水分沥干再使用。

【现代研究】

成分：全草含蛋白质，脂肪，糖类，粗纤维，胡萝卜素，类胡萝卜素，钙、磷、铁、钾、铬、硒等多种元素，谷氨酸、丙氨酸、亮氨酸等氨基酸，苹果酸、咖啡酸、绿原酯等有机酸，维生素 B_1、维生素 B_2、维生素 B_{12}、维生素 C，烟酸，叶酸，α-生育酚，还含黄酮及其苷，甾醇及其苷和酯，昆虫变态激素，叶绿素等。从根可分离出菠菜皂苷 A 和 B。

药理：菠菜根中所含菠菜皂苷 A 及 B 具有抗菌活性；菠菜对环磷酰胺诱发小鼠骨髓细胞及外周血细胞染色体损伤有抗诱变的能力。

【文献摘要】《滇南本草》："祛风明目，开通关窍，伤利肠胃，解酒，通血。"《全国中草药汇编》："滋阴平肝，止渴润肠。治高血压，头痛，目眩，风火赤眼，糖尿病，便秘。"《福建药物志》："平肝明目，下气调中，治夜盲症，脾虚腹胀。"

眼病食疗方例

1. 用于角膜软化症（维生素 A 缺乏病），夜盲及结膜干燥期。

①鲜菠菜 500 克。将菠菜洗净，放入榨汁机榨取汁，加热饮，每日分 2 次服。本方养血明目。（《食疗治百病》，龚月诚编著）②猪肝菠菜汤：嫩菠菜 200 克（去根，洗净，切段），新鲜猪肝 150 克（洗净，切片）。汤锅内放适量水烧开，放入菠菜、猪肝及生姜片、黄酒、食盐，煮至肝熟，淋入麻油，佐餐食用。本方补肝养血明目。本方亦用于视疲劳。（《药膳汤羹》）

2. 用于慢性结膜炎，干涩、视糊者。

枸杞菠菜鸡肝汤：菠菜 45 克（洗净，切碎），枸杞叶 30 克（洗净，切碎），熟鸡肝 50 克。将枸杞叶、菠菜同入锅中，加适量水，煮沸，放入鸡肝及食盐，菜熟，淋入麻油即成，佐餐食用。本方滋阴清热，养血明目。本方亦可用于眼干燥症。（《大众健康饮食大众食疗方》）

【附】菠菜籽　藜科植物菠菜的种子。功能清肝明目，止咳平喘。眼病食疗应用：用于急性结膜炎。菠菜籽 9 克，野菊花 9 克。二味水煎头、二煎，每次约煎 20 分钟，头、二汁分 2 次服，每日 1 剂，连服 5~7 天。本方清热解毒退赤。（《古今家庭食疗方法精选》）

备注：在日常烹饪中，人们习惯将菠菜和豆腐列为搭配禁忌。近十年来国外有人研究发现，菠菜与豆腐同煮，菠菜中的草酸与豆腐中的钙在肠道中即形成不溶性草酸钙，可以从粪便排出体外，这样阻止了草酸在体内的吸收，从而使尿液中的草酸钙含量减少，有利于预防泌尿道结石的形成。如果在烹饪前，先将菠菜在沸水中焯一下，可以去除掉菠菜中的大部分草酸，更有利于机体对豆腐中钙的吸收。

菜薹

(本草正名：芸薹)

【出处】《中国高等植物图鉴》。

【来源】为十字花科植物油菜 *Brassica campestris* L. 的嫩茎叶。

【异名】油菜薹、寒菜、薹菜、芸薹菜等。

【药性】味辛、甘，性平。归肺、肝、脾经

【功能】凉血散血，解毒消肿。

【用法用量】煮食，30～300克；捣汁服，20～100毫升。制作菜蔬，可炒、烧汤、凉拌等。

【使用注意】菜薹味辛，急性炎性眼病不宜多食。

【现代研究】

成分：全草含葡萄糖芜菁芥素、葡萄糖异硫氰酸戊－4－烯酯、葡萄糖屈曲花素等葡萄糖异硫氰酸酯类成分，还含少量槲皮苷和维生素K，卡巴呋喃，3－羟基卡巴呋喃，淀粉样蛋白，多糖及球蛋白。

药理：芸薹滴眼剂给正常家兔和高眼压模型兔点眼，具有显著降眼压作用，最大降眼压幅度分别为42.3%和28.8%，持续降眼压时间为12小时以上，对瞳孔直径无明显影响。降眼压机制为抑制房水生成。

眼病食疗方例

1. 用于眼挫伤，眼睑肿胀，皮肤青紫。

菜薹300克（洗净，切小段），香菇30克（温水泡发，洗净，切片）。将二味放入热油锅中煸炒，至半熟，加食盐及水，烧至菜熟即成，佐餐食用。本方活血理气消肿。（《常见眼病食疗》）

2. 用作视神经萎缩患者的保健，适用于气血瘀滞者，或舌有瘀斑。

油菜红糖粥：油菜薹 100 克（洗净，切小段），大米 100 克，红糖 25 克。先将大米煮粥，米欲熟时，放入油菜薹，粥成后加红糖调匀，分早、晚 2 次服。本方活血祛瘀，通窍明目。（《中华食物疗法大全》修订本）

黄芽白菜

【出处】《滇南本草》。

【来源】为十字花科植物白菜 *Brassica pekinensis*（Lour.）Rupr. 的叶球。

【异名】黄芽菜、黄矮菜、黄芽白、大白菜、结球白菜、卷心白等。

【药性】味甘，性平。归胃经。

【功能】通利肠胃，养胃和中，利小便。

【用法用量】煮食，适量；或捣汁饮。制作菜蔬，可炒、炖、烧汤、作食品馅心、制作泡菜等。

【使用注意】

1. 黄芽白菜含有大量的粗纤维，大便溏泄者不宜食用。

2. 腐烂的黄芽白菜不能食用，食剩的熟菜亦不可在高温下存放较长时间后再食用，否则可发生肠原性青紫病。

【现代研究】成分：嫩茎、叶含蛋白质，脂肪，糖类，粗纤维，钙、磷、铁、钼、锌等元素，维生素 B_2、维生素 C，胡萝卜素，烟酸。又含异硫氰酸 - 丁 - 3 - 烯酯。

 眼病食疗方例

1. 用于年龄相关性白内障初起期。

羊肝粥：黄芽菜 100 克（洗，切丝），羊肝 100 克（洗，切丁），粳米 75 克。先将粳米加适量水煮粥,米欲熟时入黄芽菜,沸后再入羊肝及黄酒、食盐等调料,至肝熟食用。本方补肝养胃明目。(《食养食疗与常见病》)

2. 用于开角型青光眼,眼压得到控制,基本稳定。

黄芽菜 500 克(洗净,切碎),薏苡仁 30 克(淘洗,水浸泡 1~2 小时)。先将薏苡仁加适量水,煮至熟烂,加入黄芽菜,菜熟即成,饮汤食菜及薏苡仁,每日 1 剂。本方健脾利水。(《蔬菜治百病》)

3. 用于睑腺炎,未化脓,红肿疼痛较轻者。

黄芽菜半棵(将叶掰开,洗净,切碎)。将黄芽菜加适量水煮汤,每日分 2 次饮。本方利水导热,消肿。(《中华食疗大观》)

蕹 菜

【出处】《本草拾遗》。

【来源】为旋花科植物蕹菜 Ipomoea aquatica Forsk. 的茎叶。

【异名】瓮菜、空心菜、空筒菜、藤藤菜、无心菜、竹叶菜等。

【药性】味甘,性寒。

【功能】凉血清热,利湿解毒。

【用法用量】水煎服,60~120 克;或绞汁饮。制作菜蔬,可炒、凉拌等。

【使用注意】大便溏泄者不宜多食。

【现代研究】

成分:蕹菜含蛋白质,糖类,脂类,铜、铁、锌等元素,谷氨酰胺,丙氨酸等氨基酸,维生素 B_2、维生素 C,α-生育酚,烟酸。全草还含生物碱,类胡萝卜素,酚类,萜类及三萜类化合物。此外,从蕹菜中还分离出 N-反-阿魏酰基酪胺和 N-顺-阿魏酰基酪胺。

药理:紫色蕹菜中含胰岛素样成分,可用于治疗糖尿病;N-反-阿魏酰基酪胺和 N－顺－阿魏酰基酪胺，是体外前列腺素合成的抑制剂。

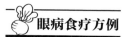 **眼病食疗方例**

1. 用于非增生性糖尿病视网膜病变，视网膜出血，或伴黄斑水肿。

蕹菜梗60克（洗净，切段），玉米须30克（鲜品加倍）。将玉米须用纱布包，扎口，与蕹菜同放入锅中，加适量水，大火煮沸后，改用小火将菜煮熟，取出玉米须纱布包，放入食盐，麻油调味，每日分2次饮汤食菜。本方凉血止血，清热利水；降血糖。本方亦用于高血压病视网膜出血。（《食物与治病》《常见眼病食疗》）

2. 用于眼部带状疱疹。

鲜空心菜适量（去叶取茎，洗净，晾干）。将空心菜置平底锅上加热焙焦，研成细末，用茶籽油搅成膏状，涂擦患处，勿进入眼内，每日2~3次，涂擦前先用浓茶汁洗涤患处，拭干后再使用。本方清热解毒，消肿止痛。（《食物中药与便方》增订本）

金针菜

【出处】《滇南本草》。

【来源】为百合科植物黄花菜 *Hemerocallis citrina* Baroni 的花蕾。

【异名】黄花菜、萱草花、宜男花、鹿葱花、萱萼等。

【药性】味甘，性凉。归肝、脾、肾经。

【功能】清热利湿，宽胸解郁，凉血解毒，养血平肝。

【用法用量】水煎服，15~30克。制作菜蔬，可炖肉、炒、烧汤等。

【使用注意】金针菜常使用干品，新鲜的金针菜不宜食用。鲜品中含有秋水仙碱，进入人体后转变成氧化二秋水仙碱剧毒物质，过量会发生中毒症状。若须食鲜金针菜，先将其在沸水中焯一下，再放入水中浸泡2小时以上，然后彻底煮熟方可。

【现代研究】

成分：金针菜含蛋白质，脂肪，糖，纤维素，胡萝卜素，钾、钙、镁、铁、锌等元素，多种维生素，多种氨基酸。金针菜中含生物碱，主要是秋水仙碱。另外，金针菜还含萜类、内酰胺类、蒽醌类、多酚类、甾体皂苷等。(《食品与发酵工业》2006，32（10）)

药理：花浸膏及提取物给小鼠灌胃，可使其自发活动显著减少，提示金针花有明显的镇静作用。

【文献摘要】《本草图经》："主安五脏，利心志，令人好欢乐无忧，轻身明目。"《安徽药材》："治夜盲。"

眼病食疗方例

1. 用于急性结膜炎。

①黄花菜马齿苋饮：干金针菜30克，干马齿苋30克（鲜品60克）。先将二味加适量水浸泡1小时（如马齿苋用鲜品，则单浸泡黄花菜，煎时加入马齿苋），先用大火烧沸后，改用小火煮30分钟，去渣取汤，凉后代茶饮。本方清热解毒，凉血退赤。用于急性结膜炎热毒偏重者。(《养生汤羹大观》)②金针马齿肝蛋汤：金针菜30克（水泡发，切段），鲜马齿苋50克（洗净，切碎），熟猪肝50克（切薄片），鸡蛋1只。将金针菜、马齿苋共放入锅中，加适量水，用大火煮15分钟，加入猪肝，稍炖后，将鸡蛋打散倒入，待沸加食盐调味，淋入麻油即成，佐餐食用，每日1次。本方清热解毒，养血明目。适用于急性结膜炎恢复阶段，干涩视糊者。(《中华养生药膳大典》)

2. 用于开角型青光眼，眼压得到控制，但不稳定者。

干金针菜30克，赤豆30克，蜂蜜80克。先将金针菜、赤豆洗净，水浸泡 1～2 小时，然后煎煮至赤豆烂，去金针菜，调入蜂蜜，饮汤食豆，早、晚分 2 次服。本方平肝健脾，利水降压。(《古今家庭食疗方法精选》)

3. 用于青光眼睫状体炎综合征（青—睫综合征），眼压下降，角膜后沉着物（KP）未吸收。

油焖金针竹笋，与竹笋同用，以清热消痰利水，促进角膜后沉着物（KP）的吸收。详见本节毛笋条。

4. 用于中心性浆液性脉络膜视网膜病变，黄斑部水肿（盘状神经上皮浆液性脱离）明显，属水湿上泛者。

干金针菜 15 克，白扁豆 15 克，赤小豆 30 克，薏苡仁 30 克。四味先用水浸泡 1～2 小时，水煎头、二煎，每次煎 20～30 分钟，头、二汁分早、晚 2 次服，每日 1 剂。本方健脾利水消肿。本方亦可用于年龄相关性黄斑变性，视网膜神经上皮或色素上皮浆液性脱离。(《眼病食疗》)

5. 用于视网膜出血。

干黄花菜 60 克，鲜藕节 30 克（洗净）。将黄花菜水浸泡 1 小时，再加入藕节，水煎头、二煎，每次约 20 分钟，头、二汁分早、晚 2 次服，每日 1 剂。本方清热凉血，止血散瘀。适用于视网膜出血病灶基本稳定者。(《常见眼病食疗》)

6. 用于角膜软化症（维生素 A 缺乏病），夜盲及结膜干燥期。

干黄花菜 150 克（水泡发，洗净，切段），牛肝 150 克（洗净，切片）。二味同入油锅中煸炒，至牛肝变色，加入黄酒、酱油及少量水，炒至菜熟，佐餐食用。本方清肝补肝，养血明目。(《古今家庭食疗方法精选》)

第三节　根茎类

山　药

【出处】《药谱》，侯宁极。

【来源】为薯蓣科植物山药 *Dioscorea opposita* Thunb. 的块茎。

【异名】薯蓣、怀山药（产于河南怀庆府一带）、淮山药（产于淮河流域一带）等。

【药性】味甘，性平。归脾、肺、肾经。

【功能】补脾，养肺，固肾，益精。

【用法用量】水煎服，15～30 克（干品），大剂量60～250克。生用（未经炮制）偏于补阴，炒黄用则偏于健脾止泻。制作菜蔬（鲜品），可炒、煲汤、作羹、炖肉、制作糕点等。

【使用注意】湿盛中满或有实邪、积滞及便秘者不宜食用。

【现代研究】

成分：山药块茎含糖蛋白，水解得赖氨酸、组氨酸、精氨酸、胱氨酸、γ-氨基丁酸等氨基酸和自由氨基酸，另含山药多糖，钡、铍、铈、钴、铬、铜、磷、锌等微量元素，还含薯蓣皂苷元，多巴胺，盐酸山药碱，尿囊素、止杈素Ⅱ及多巴胺、儿茶酚胺和甾醇类。山药黏液中含植酸，甘露多糖Ⅰa、Ⅰb和Ⅰc。

药理：山药水煎剂给小鼠连续灌胃，可以降低正常小鼠的血糖，对四氧嘧啶引起的小鼠糖尿病有预防及治疗作用，并可对抗由肾上腺素或葡萄糖引起的小鼠血糖升高。山药还有对细胞免疫和体液免疫的促进功能、降血脂、抗氧化、抗衰老等作用。

【文献摘要】《神农本草经》："主伤中，补虚羸，除寒热邪气。补中益气力，长肌肉。久服耳目聪明，轻身不饥延年。"《名医别录》："主头面游风、头风、眼眩，下气，止腰痛，补虚劳、羸瘦，充五脏，除烦热，强阴。"《本草经读》："能补肾填精，精足则阴强、目明、耳聪。"

眼病食疗方例

1. 用于年龄相关性白内障初起期，属脾肾亏虚者。

①山药羹：山药（鲜品）100 克。将山药去皮，切成小块，加适量水煮熟，再加入白糖少量，略煮即可，早、晚分 2 次服。本方补脾益肾明目。（《中华食物疗法大全》修订本）②山药萸肉粥：怀山药 50 克（干品），山茱萸 20 克，粳米 100 克。先将山药、山茱萸加水同煎，去渣取汁，再将药汁与粳米同入锅内，补加适量水，大火煮沸后，改小火慢熬成稀粥。早、晚分 2 次温热服。本方补肝益肾明目。（《中医食疗》）③山药红枣粥：山药（鲜品）60 克（去皮，洗净，切成小粒），大枣 30 克（温水浸泡 2~3 小时，洗净），粳米 100 克，白糖适量。将山药、大枣、粳米同入锅中，加适量水，大火烧沸后，改小火熬成粥，放入白糖，搅匀，顿服或分 2 次食用。本方健脾益气明目。（《百病食疗方》）

2. 用于非增生性糖尿病视网膜病变，血糖不稳定。

山药花粉茶：干山药片 500 克，天花粉 500 克。将二味用家用粉碎机打成颗粒，混合均匀，装罐，盖封，每日取 30 克，加适量水，中火煎煮 20 分钟，滤取煎汁，早、晚分 2 次服。本方养阴清热，明目降糖。（《眼科病食物疗法》、《食物中药与便方》增订本）

3. 用于屈光不正（近视、远视、散光）引起的视疲劳，及电脑视频终端引起的视疲劳（电脑视频终端综合征），属肝肾亏虚者。

山药 10 克，枸杞子 10 克，桑椹子 10 克，红枣 10 枚。四味加水煎头、二煎，每次约煎 20 分钟，头、二汁分早、晚 2 次服。本方补肝肾，益气血，明目。本方亦可用作老视（老花眼）的保健。（《眼病食疗》）

4. 用于眼睑肌纤维颤搐（胞睑振跳、眼皮跳），属脾虚血亏者。

山药炒扁豆：鲜山药 150 克（去皮，切片），白扁豆 50 克（温水浸泡 2~3 小时），枸杞子 100 克（水泡软）。三味入油锅煸炒，再加适量水，煮至扁豆熟透，加食盐调味，佐餐食用。本方健脾养血。（《中华食物疗法大全》修订本）

5. 用于角膜软化症（维生素 A 缺乏病），夜盲及结膜干燥期，伴便溏者。干山药片 15 克，鸡肝 3 具（洗净，切片，阴干或稍加热烘干）。将二味放入家用粉碎机中打成细末，每次 6 克，开水调服，每日 2 次。本方补肝肾，益脾气。（《眼病食疗》）

6. 用于多发性睑腺炎的抗复发，属脾肺气虚者。

拔丝山药：鲜山药 500 克（去皮，洗净，切成滚刀块），白糖 150 克。将山药放入开水中烫过，沥干水分，置油锅内炸至五成熟，待呈黄色捞出；另在炒锅内放入适量精制油，小火烧至八成熟，放入白糖，炒至金黄色起泡时，倒入山药，将锅离火炒匀，即可食用，每日 1 次。本方健脾气，补肺气，实肌肤。（《百病食疗方》）

马铃薯

【出处】《广西药用植物名录》。

【来源】为茄科植物马铃薯 *Solanum tuberosum* L. 的块茎。

【异名】阳芋、山药蛋、洋番薯、土豆、洋芋、地蛋、洋山芋、薯仔等。

【药性】味甘，性平。归胃、大肠经。

【功能】益气，健脾，和胃，解毒，消肿。

【用法用量】煮食或煎汤，适量。制作菜蔬，可烧、炒、炸或制成土豆泥。外用可磨汁涂擦、捣烂外敷、切片外贴。

【使用注意】皮色发青或发芽的马铃薯因含过量龙葵素，有毒而不能食用。

【现代研究】

成分：块根含大量淀粉，蛋白质，维生素 B_1、维生素 B_2、维生素 C 及苏氨酸、缬氨酸、亮氨酸、异亮氨酸等多种氨基酸，还含生物碱糖苷，胡萝卜素类物质，有机酸及黄酮类物质槲皮素，另外还含丙烯酰胺，植物凝集素等。

药理：马铃薯块茎中提取物 patatin 纯化后体外实验显示抗氧化，清除自由基作用。

 眼病食疗方例

1. 用于年龄相关性白内障初起期，偏于脾气虚者。

土豆100克（削皮，洗净，切成滚刀块），牛肉150克（洗净，切成方块）。将牛肉下油锅煸炒，再加入葱花、生姜片、酱油等佐料，并加水至浸没肉块，盖上锅盖，用小火炖至肉块烂时加少量红糖，并将土豆放入，继续小火炖（过程中注意搅底，勿使糊底），炖至肉、土豆皆酥而入味即成，佐餐食用。本方补脾胃，益气血，明目；补充蛋白质、维生素 C 及锌、硒等微量元素。（《常见眼病食疗》、《中华食物疗法大全》修订本）

2. 用于眼睑湿疹，眼睑红肿、糜烂。

土豆1枚。将土豆洗净，切细，捣烂如泥，敷患处，勿入眼内，纱布包封患眼，每昼夜换药4~6次。本方祛湿解毒消肿。（《食物中药与便方》《常见眼病食疗》）

3. 用于黑眼圈。

新鲜土豆1枚。洗净，切成薄片，敷贴双眼眼睑黑圈处，保留30分钟

以后除去，每日 2 次。本方润泽肌肤。（《天然生食疗法》）

百 合

【出处】《神农本草经》。

【来源】为百合科植物百合 *Lilium brownii* F. E. Brown ex miellez . var. *viridulum* Baker、卷丹 *Lilium lancifolium* Thunb、山丹 *Lilium pumilum* DC.、川百合 *Lilium davidii* Duch 等的鳞茎。

【异名】重迈、摩罗、百合蒜、蒜脑薯等。

【药性】味甘、微苦，性微寒。归心、肺经。

【功能】养阴润肺，清心安神。

【用法用量】水煎服，6～12 克（干品）。鲜品煮食，适量。制作菜蔬，可炒、蒸、作羹、煲汤、煮粥等。

【使用注意】脾胃虚弱大便溏泄者不宜多食。

【现代研究】

成分：百合鳞茎含淀粉，蛋白质，脂肪，秋水仙碱、β_1 – 澳洲茄边碱等多种生物碱及岷江百合苷 A、D，百合皂苷，去乙酰百合皂苷等皂苷类。

药理：具抗应激性损伤作用，百合水提取液给小鼠灌服，显著增加小鼠负荷游泳时间，对抗异丙肾上腺素所致缺氧作用，显著延长耐缺氧时间。百合还有促进机体细胞免疫功能、降血糖、抗氧化、镇静催眠、镇咳等作用。

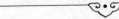 眼病食疗方例

1. 用于眼干燥症，伴鼻咽干燥、舌光红少津无苔，属肺燥阴虚者。

鲜百合 100 克（洗净），蜂蜜 30 克。将百合与蜂蜜放入碗内拌和，加适量水，置蒸锅内，先用大火煮沸，再改用小火将百合蒸熟，顿服或

分 2 次食用，每日 1 剂。本方滋阴润燥。(《常见眼病食疗》《果蔬食疗本草经》)

2. 用于眼睑肌纤维颤搐（胞睑振跳、眼皮跳），属心脾两虚者。

如龙眼百合粥，与龙眼肉、红枣、大米同用，以健脾补血，养脉安神。详见第一章第一节龙眼肉条。

3. 用于高度近视患者的保健，伴倦乏无力，夜寐多梦，属气虚神伤者尤宜。

太子参枣仁饮：百合 30 克（干品），太子参 30 克，柏子仁、酸枣仁各 10 克。水煎头、二煎，每次约煎 30 分钟，头、二汁分早、晚 2 次服。本方补心，养神，增光。(《中华食物疗法大全》修订本)

4. 用于眼部恶性肿瘤放疗、化疗期间，伴口燥咽干者。

鲜百合适量。煲汤食用，每日 2~3 次。本方滋阴生津。(《抗癌与食疗》)

洋 葱

【出处】《药材学》。

【来源】为百合科植物洋葱 *Allium cepa L.* 的鳞茎。

【异名】玉葱、洋葱头等。

【药性】味辛、甘，性温。归肺经。

【功能】和胃理气，健脾进食。

【用法用量】生食或熟食，30~120 克。制作菜蔬，可炒、凉拌等。

【使用注意】

1. 洋葱辛温，急性炎性眼病不宜食用。

2. 不宜多食。

【现代研究】

成分：洋葱含蛋白质，糖类，粗纤维，脂肪，钙、磷、铁、硒、锌等元素，维生素 B_1、维生素 B_2、维生素 C 及谷胱甘肽、天冬氨酸、半胱氨酸、胱氨酸等多种氨基酸。洋葱鳞茎含有气味物质硫醇、二硫化物、三硫化物、硫代亚磺酸酯。又含异硫氰酸苄酯，腺苷，大蒜辣素，甲醛，乙醛等。

药理：对实验性高脂血症家兔，洋葱水提取物能使甘油三酯水平下降，使肝中游离氨基酸的含量增加。另外，健康男性口服60克油煎洋葱，能抑制高脂肪饮食引起的血浆胆固醇升高，并使纤维蛋白溶解活性降低。洋葱还有降血糖、抗血小板聚集、抗菌、抗肿瘤等作用。

 眼病食疗方例

1. 用于年龄相关性白内障初起期。

洋葱烩鸽蛋：洋葱150克（去皮，洗净，切丝），熟鸽蛋3只（去壳），鸡蛋清1只。先将熟鸽蛋放入碗中，加入鸡蛋清、食盐、黄酒调匀，使鸽蛋粘满汁，将鸽蛋放入烧至八成热的鸡油（或精制油）中，炸至金黄色，捞出沥油，将锅中油倒出，留少许底油，倒入洋葱，大火煸炒，放入适量食盐及水，再放入鸽蛋，用湿淀粉勾芡，盖锅盖烩熟即成，佐餐食用。本方健脾补肾；补充维生素C、蛋白质。（《食物疗法全书》）

2. 用于视网膜动脉硬化，血脂高者。

洋葱100克（洗净，切丝），卷心菜200克（洗净，切丝）。炒锅内置精制油加热，倒入卷心菜、洋葱煸炒，菜欲熟时，加入食盐、醋、酱油及少量水，菜熟即成，佐餐食用。本方降血脂，抗动脉硬化。（《常见眼病食疗》）

胡萝卜

【出处】《绍兴本草》。

【来源】为伞形科植物胡萝卜 *Daucus carota* L. var. *sativa* Hoffm. 的根。

【异名】黄萝卜、胡芦菔、红芦菔、丁香萝卜、红萝卜等。

【药性】味甘、辛，性平。归脾、肝、肺经。

【功能】健脾和中，滋肝明目，化痰止咳，清热解毒，润肠通便。

【用法用量】水煎服，30～120克；或生食；或捣汁；或煮食。制作菜蔬，可炒、煲汤、作羹、凉拌、制作饼食、煮粥、炒饭等。

【使用注意】

1. 胡萝卜忌与过多的酸醋同食，否则容易破坏其中的胡萝卜素。

2. 胡萝卜素是脂溶性物质，其吸收必须在小肠壁内与脂肪酸结合方可进行，因此食用胡萝卜时须与油脂性食物共食为佳。

3. 大量食用胡萝卜，胡萝卜素会贮藏于体内而使皮肤发生黄染，停食1个月左右，会自行消退。

【现代研究】

成分：根含 α-、β-、γ-和 δ-胡萝卜素，番茄烃，六氢番茄烃等多种类胡萝卜素，还含糖，脂肪油，挥发油，维生素 B_1、维生素 B_2，花色素，伞形花内脂等。胡萝卜根中挥发油的含量随生长而减少，胡萝卜素含量则随生长而增多。

药理：胡萝卜素是维生素 A 原，人体摄入后，能在一系列酶的作用下，转变成维生素 A，维生素 A 能维持视网膜杆状细胞中的感光物质视紫红质在暗环境下的正常感光作用；干胡萝卜石油醚提取部分，分离出的无定形黄色成分，溶于杏仁油，注射于兔或狗均有明显降血糖作用。

【文献摘要】《福建药物志》："滋肝明目，凉血润肠。"

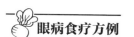 眼病食疗方例

1. 用于角膜软化症（维生素 A 缺乏病），夜盲及结膜干燥期。

①胡萝卜6根。将胡萝卜洗净，水煎煮（或蒸熟），饮汤并食胡萝卜，每日1次。本方健脾养血明目。（《食物与治病》）②胡萝卜粥：胡萝卜

150~250 克（洗净，切小块），粳米 100 克。二味同入锅中，加适量水，煮粥，米欲熟时可放少量食盐、猪油，分早、晚 2 次温食，可常服。功用同上方。（《中国食疗名方 300 首》）③胡萝卜猪肝汤：胡萝卜 200~500 克（洗净，切片），猪肝 100~200 克（洗净，切片）。锅内加水，放生姜三片、食盐少量，煮沸后，先下胡萝卜，后下猪肝，待熟后，饮汤食肝和胡萝卜。本方健脾补肝，养血明目。（《中国民间百病自疗宝库》）

2. 用于年龄相关性白内障初起期，偏于脾气虚者。

胡萝卜豆奶：胡萝卜 100 克（洗净，切碎），黄豆粉 30 克，柠檬汁 5 毫升。将胡萝卜放入榨汁机中，加少量凉开水，榨取胡萝卜汁，放入大杯中备用；另将黄豆粉用适量水充分拌匀，使豆粉成混悬液，入锅，中火煮沸 3 分钟，过滤，将取得的豆奶，与胡萝卜汁充分拌匀，加入柠檬汁，混合均匀即成，早、晚 2 次分服。本方健脾益气，养阴明目。（《眼科病食物疗法》）

3. 用于中心性浆液性脉络膜视网膜病变恢复阶段，黄斑部水肿（盘状神经上皮浆液性脱离）基本吸收，视力未恢复。

胡萝卜枸杞子茶：新鲜胡萝卜 150 克（用清水反复洗净外表皮，放入沸水中焯一下，捞出，切碎），枸杞子 30 克。先将胡萝卜放入榨汁机中，加少量水，榨取胡萝卜汁，盛入杯中备用；另将枸杞子放入砂锅，加适量水，大火煮沸后，改用小火煨煮 30 分钟，调入胡萝卜汁液，煮沸即成，早、晚分 2 次饮用，每日 1 剂。本方补脾益肾，养血明目。（《眼科病食物疗法》）

4. 用于黑眼圈的防治。

与黄瓜、番茄、甜橙、蜂蜜同用，以润肤荣颜。详见第二章第一节黄瓜条。

荸 荠

【出处】《日用本草》。

【来源】为莎草科植物荸荠 *Eleocharis dulcis*（Burm. f.）Trin. ex Henschel 的球茎。

【异名】凫茈、水芋、乌芋、乌茈、地栗、马蹄、红慈菇等。

【药性】味甘，性寒。归肺、胃经。

【功能】清热解毒，生津止渴，开胃消食，润燥化痰，明目退翳。

【用法用量】水煎服，60~120 克；或煮食、生食、绞汁饮等。制作菜蔬，可炒、烧汤、作羹、制作糕点等。外用：荸荠粉可用于配制眼药粉点眼。

【使用注意】荸荠外皮常附有较多的细菌和寄生虫卵，故生食前，需充分洗净去皮。如需连皮服时，应洗净消毒后方可食用。

【现代研究】

成分：荸荠含淀粉，糖类，蛋白质，脂肪，钙、磷、铁等元素及维生素 B、维生素 C，烟酸，还含荸荠英，黄酮类，多酚类，多糖类，甾醇类等活性成分。

药理：体外实验表明，荸荠英提取物对大肠杆菌、金黄色葡萄球菌、枯草芽孢杆菌、藤黄微球菌四种菌均有抑制作用，其中对金黄色葡萄球菌的抑制作用最强，且具有较强的持续性。(《食品工业科技》2011，32（05））

【文献摘要】《食疗本草》："明耳目，止渴，消疸黄。"《北砚食规》："荸荠粉，清心，开翳。"《草药新纂》："下面黝斑痣，治目星臀肉。"《四川中药志》（1982 版）："清热化痰，明目退翳。主治痰热咳嗽，瘰疬痰核，目赤肿痛，翳障。"《福建药物志》："治角膜溃疡。"

 眼病食疗方例

1. 用于急性结膜炎。

①鲜荸荠 300 克（洗净）。将荸荠加适量水煮熟，饮汤食荸荠，每日 1 次。本方清热解毒，生津化痰。急性结膜炎伴咳嗽痰黄、口干咽燥者尤为适宜。（《中华食疗大观》）②鲜荸荠 100 克。将荸荠洗净，去皮，放入榨汁机榨取汁，每次取 50 毫升左右，可加入少量精制食盐，用消毒纱布蘸

汁洗眼，每日2次。本方清热解毒，消肿退赤。(《食物中药与便方》（增订本）、《百病食疗偏方1100》)

2. 用于流行性角结膜炎，充血消退，角膜上皮下遗留粗点样混浊。

猪胰荸荠汤：荸荠250克（洗净，切片），猪胰1具（去膜洗净，切块），蝉蜕10克，蛇蜕6克（二味纱布包，扎口）。将四味同入锅中，加适量水煎煮，至猪胰熟，去蝉蜕、蛇蜕纱布包，加食盐、麻油调味，饮汤。食荸荠、猪胰，每日或隔日1剂。本方清热解毒，退翳明目。(《百病食疗偏方1100》《古今家庭食疗方法精选》)

3. 用于慢性结膜炎，干涩症状明显者。

荸荠雪梨汁：荸荠250克（洗净、去皮，切成薄片），梨250克（洗净，去皮、核，切成薄片），白糖50克。将荸荠、梨一同用榨汁机榨取汁，汁液用凉开水稀释，加入白糖，拌匀即成，当饮料饮用。本方清热滋阴润燥。(《家庭药膳全书》，赵映前主编)

4. 用于小儿上呼吸道感染伴结膜炎，或麻疹病毒性结膜炎。

荸荠粥：荸荠50克（去皮，捣烂或切片），粳米50克。二味加适量水，煮粥，每日分2~3次温服。本方清热解毒退赤。(《幼科糜粥谱》)

5. 用于睑腺炎，未化脓者。

与丝瓜藤、茶叶同用，以清热解毒消肿。详见第二章第一节丝瓜条。

6. 用于高血压眼底病变。

荸荠拌山楂：荸荠200克（洗净，去皮，切成薄片），鲜山楂50克（洗净，去核切片）。将荸荠、山楂装盆，浇上调料（生姜20克，洗净，捣烂绞汁，与蜂蜜25克及少量凉开水拌匀），佐餐食用。本方清热凉血，止血化瘀；降血压，降血脂。宜于视网膜动脉硬化、出血。(《天然生食疗法》)

7. 用于角膜薄翳。

荸荠退翳散：荸荠粉15.5克，硼砂30克，冰片6克，麝香1克。将上药研成极细粉末，使用时，以消毒玻璃棒蘸凉开水，然后再蘸少许药粉点于内、外眦部，每日2~3次。本方明目退翳开窍。(全国高等医药院校试用教材《中医眼科学》1980年版)

8. 用于眼部带状疱疹。

荸荠5枚（洗净，捣烂），鸡蛋1只（取蛋清）。将荸荠与蛋清调和均匀，涂患处，勿入眼内，每日3～4次。本方清热解毒，消肿止痛。（《常见疾病饮食疗法与禁忌》）

备注：荸荠粉炮制方法：取荸荠洗净，除去嫩芽，磨碎，滤取白色浆汁，沉淀干燥，研细，过60目筛。

菱

【出处】《名医别录》。

【来源】为菱科植物家种的菱 *Trapa bispinosa* Roxb.、乌菱 *Trapa bicornis* Osbeck、无冠菱（丘角菱）*Trapa korshinskyi* V. Vassil. 及格菱 *Trapa natans* L. Var. *komarouii* V. Vassil. 等的果肉。

【异名】芰实、菱角、水菱、沙角、风菱等。

【药性】味甘，性凉。归脾、胃经。

【功能】健脾益胃，清热解毒，除烦止渴。

【用法用量】水煎服，9～15克，大剂量可用至60克；或生食。制作菜蔬，可煮食，果肉和肉类同炒、红烧、烧汤等。清暑热、除烦渴宜生食嫩菱；补脾益胃，宜熟食老菱。

【使用注意】不宜多食，多食可发生腹胀。

【现代研究】

成分：菱含丰富的淀粉和葡萄糖，蛋白质，钙、磷、铁等元素，维生素 B_1、维生素 B_2、维生素 C，胡萝卜素。菱的果肉中还含甾体化合物。

药理：以艾氏腹水癌做体内抗癌的筛选实验中，发现菱种子的醇浸水沉液有抗癌作用。

眼病食疗方例

用于浅层巩膜炎，伴口干渴，舌红少苔者。

鲜嫩菱 10 只。生食果肉，每日 1 次；或连壳水煮，饮汤食果肉，每日 1 次。本方清热解毒止渴。(《中国食疗大全》第三版)

萝 卜

（本草正名：莱菔）

【出处】《食疗本草》。

【来源】为十字花科植物莱菔 *Raphanus sativus* L. 的新鲜根。

【异名】芦菔、地灯笼、寿星头等。

【药性】味辛、甘，性凉；熟者味甘，性平。归脾、胃、肺、大肠经。

【功能】消食化痰，下气宽中，清热生津，凉血止血，利尿。

【用法用量】生食、捣汁饮，30～100 克；或煎汤、煮食。制作菜蔬，可炒、红烧、炖肉、煲汤、凉拌、制作食品馅心，制作泡菜等。

【使用注意】脾胃虚弱大便溏薄者不宜生食。

【现代研究】

成分：根含葡萄糖，蔗糖，果糖，维生素 C，钙、磷、铁、锰、硼等元素及精氨酸、胱氨酸、半胱氨酸、天冬氨酸等多种氨基酸，还含芥子油苷、葡萄糖莱菔素、莱菔苷等苷类，对香豆酸、咖啡酸、阿魏酸等酚酸类。另含微量甲硫醇，胡芦巴碱，胆碱，腺嘌呤等。

药理：醇提取物有抗菌作用，特别是对草兰氏阳性细菌较敏感，并能抗真菌。萝卜还有抗病毒作用。

【文献摘要】《本草再新》："搜风滑痰，泻火，凉血破血，止头目痛。"

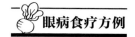 **眼病食疗方例**

1. 用于年龄相关性白内障初起期。

萝卜汁：新鲜白萝卜 250 克，蜂蜜适量。将萝卜用清水反复洗净，再用温开水冲洗，连皮（包括须根在内）切碎，放入榨汁机中榨取汁，调入蜂蜜，开水冲服，每日 1 次。本方补充维生素 C，减少光线和氧对晶状体的损害，延缓白内障的发展。（《食养食疗与常见病》）

2. 用于开角型青光眼，眼压得到控制，但不稳定者。

紫菜萝卜汤：白萝卜 250 克（洗净，切丝），紫菜 15 克（撕碎），陈皮 10 克（纱布包，扎口）。三味同放入锅中，加适量水，约煎 30 分钟，去掉陈皮即可，饮汤食萝卜、紫菜，每日 1 ~ 2 剂。本方化气，利水，清热。（《百病食疗偏方 1100》）

3. 用于非增生性糖尿病视网膜病变，视网膜出血。

萝卜豆奶茶。新鲜白萝卜 250 克，豆浆 25 毫升。将萝卜取汁（方法参见第 1 条萝卜汁），与豆浆充分混合，放入砂锅，用小火煮沸即成；或将豆浆用小火煮沸，调入萝卜汁，混匀亦可，上、下午分 2 次服。本方滋阴清热，凉血止血。（《眼科病食物疗法》）

4. 用于角膜软化症（维生素 A 缺乏病），夜盲及结膜干燥期，伴食少、腹胀、便溏等症状。

萝卜猪肝汤：萝卜 250 克（洗净，切片），猪肝 250 克（洗净，切片）。将二味放入锅内，加适量水及生姜 3 片，食盐少量，煮至肝熟，待温热时，饮汤食猪肝及萝卜，分 2 次食用，每日 1 剂，连食 5 日为 1 个疗程。本方补肝清热，运脾消食。（《常见疾病食疗与食补》）

【附】莱菔子　十字花科植物莱菔的成熟种子。味辛、甘，性平。归脾、胃、肺、大肠经。功能消食导滞，降气化痰。眼病食疗应用：用于角膜软化症（维生素 A 缺乏病），夜盲及结膜干燥期，伴食少、腹胀、便溏等症状。莱菔子猪肝粉剂：莱菔子 50 克（去皮，家用粉碎机打成粉末），猪肝50克（洗净，烤干，家用粉碎机打成粉末）。将二者粉末分别装瓶内，每次取莱菔子粉、猪肝粉各2克，混合开水冲服，每日1次。本方补肝养血，消食理气。（《常见疾病食疗与食补》）

　　备注：萝卜有白皮、红皮、青皮红心以及长形、圆形等不同品种，性能大致相近。

番　薯

　　【出处】《本草纲目拾遗》。

　　【来源】为旋花科植物番薯 *Ipomoea batatas*（L.）Lam. 的块根。

　　【异名】山芋、甘薯、红山药、红薯、金薯、土瓜、地瓜、红苕、白薯、甜薯等。

　　【药性】味甘，性平。归脾、肾经。

　　【功能】补中和血，益气生津，通利大便。

　　【用法用量】煮食，适量；或烤熟食。

　　【使用注意】

　　1. 不宜生食。

　　2. 糖尿病患者不宜多食。

　　【现代研究】

　　成分：番薯含淀粉，纤维素，糖分，丰富的胡萝卜素以及钾，维生素C、维生素B_6，叶酸等。根还含并没食子酸和3，5－二咖啡酰奎宁酸。

　　药理：番薯热水提取物对眼晶状体醛糖还原酶有较强的抑制作用，可预防和改善糖尿病并发症。有效成分为并没食子酸和3，5－二咖啡酰奎宁酸。

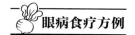 **眼病食疗方例**

1. 用于角膜软化症（维生素 A 缺乏病），夜盲及结膜干燥期。

红薯粥：新鲜红薯 250 克（洗净，连皮切成小块），粳米 150 克，白糖适量。将红薯和粳米入锅中，加适量水，同煮成稀粥，待粥将成时，加入白糖，再煮 3~5 分钟即可，顿服或分 2 次食用。本方益气生津；补充维生素 A。(《中国民间百病自疗宝库》)

2. 年龄相关性白内障初起期，脾虚气弱者。

烤鲜红薯：新鲜红薯 300 克。将红薯洗净，放入炉火中或烤箱中烤熟，1 日内分次食用。本方补中益气明目。(《中华食物疗法大全》修订本)

【附】红薯叶　旋花科植物番薯的块根秋天成熟后，地上秧茎顶端的嫩叶。红薯叶含有丰富的蛋白质、胡萝卜素、维生素、铁和钙质，具有提高免疫力、抗氧化、延缓衰老、止血、降血糖、解毒、保护视力、防治夜盲症等保健功能。眼病食疗应用：用于角膜软化症（维生素 A 缺乏病），夜盲及结膜干燥期。①红薯叶汤：鲜红薯叶 50 克，水煎服，每日 1 剂。本方补充维生素 A。(《中国民间百病自疗宝库》) ②鲜嫩红薯叶 100 克，羊肝 90 克（切片）。锅内放适量水，加入黄酒、生姜、食盐，大火煮沸，放入红薯叶、羊肝，肝熟即成，淋入麻油，佐餐食用，每日 1 剂，连服 1 周。功用同上方。(《中华食疗》)

备注：番薯有白皮、红皮及紫色多个品种，红者肉黄味甜，白者味稍淡，紫番薯的保健功能则较强。

藕

【出处】《本草经集注》。

【来源】为睡莲科植物莲 *Nelumbo nucifera* Gaertn. 的肥大根茎。

【异名】光旁、莲藕。

【药性】味甘，性寒。归心、肝、脾、胃经。

【功能】生用：清热生津，凉血散瘀，止血；熟食：健脾益血，开胃，止泻。

【用法用量】生食、捣汁或煮食，适量。制作菜蔬，可炒、凉拌、煲汤等。

【使用注意】

1. 大便溏泄者不宜食生藕。

2. 煮熟食时，忌用铁锅铁器，以防使藕变黑。

3. 藕的含糖量较高，糖尿病患者不宜食用。

【现代研究】

成分：根茎含淀粉，糖类，蛋白质，天冬酰胺，维生素C。另含儿茶酚、右旋没食子儿茶素、新氯原酸及无色矢车菊素、无色飞燕草素等多酚化合物，还含过氧化物酶。

药理：对藕节炭活性部位止血机制的研究中，发现藕节炭水煎液给大鼠灌胃，可以起到凝血作用。藕节凝血作用靶点涉及凝血、抗凝及其血栓形成的整个过程，并由此导致血流动力学的改变，起到凝血的功效。(《中药药理与临床》2011，27（3））

眼病食疗方例

1. 用于急性结膜炎，尤适宜于流行性出血性结膜炎，伴球结膜下出血者。

①鲜藕茶：鲜藕60克（洗净，切碎），蜂蜜适量。将藕放入杯中，倒入沸水加盖焖泡10分钟，调入蜂蜜拌匀，当茶饮用，每日1剂。本方清热解毒，凉血散瘀。(《天然民间疗法》) ②鲜藕荸荠汁：鲜藕250克（洗净，去皮，切丝），荸荠250克（洗净，去皮，切片），白糖30克。将藕、

荸荠放入榨汁机中榨取汁，汁液内加入白糖和适量开水搅拌，当茶饮用，每日1剂。功用同上方。（《家庭药膳全书》，赵映前主编）

2. 用于视网膜静脉周围炎，视网膜出血初期，有出血倾向，或反复发作者。

藕汁茅根饮：新鲜嫩藕1节（去藕节，洗净，切碎），鲜白茅根500克（干品100克）洗净，捣碎，冰糖适量。先将藕放入榨汁机中，加入少量凉开水，榨取汁备用；将白茅根放入锅内，加水煎约30分钟，加入冰糖，待糖溶化后，滤渣取汤，将藕汁倒入白茅汤内，搅匀，代茶饮，每日1剂，15日为1个疗程。本方清热，凉血，止血。（《中华食物疗法大全》修订本）

【附】

1. 藕节为睡莲科植物莲根茎的节部。味甘、涩，性平。归肝、肺、胃经。功能散瘀止血。眼病食疗应用：①用于黄斑出血早期，出血病灶新鲜者。藕节15克（炒焦），荠菜花15克。二味加水煎头、二煎，每次约煎20分钟，头、二汁分早、晚2次服。本方凉血止血散瘀。本方亦用于视网膜新鲜出血和反复出血者，如出血时间超过半个月，藕节不需炒焦。（《眼病食疗》）②用于视网膜静脉阻塞，视网膜出血病灶基本稳定。鲜藕节60克（洗净，切碎）。将藕节放入榨汁机中，加少量水，榨取汁，将藕节汁加热煮沸，顿服或分2次食用，每日1剂，本方活血散瘀，凉血止血。本方亦可用于高血压病视网膜出血、视盘血管炎（视网膜中央静脉炎）等病。（《食疗》）

2. 荷叶为睡莲科植物莲的叶。味苦涩，性平。归心、肝、脾经。功能清热解暑，升发清阳，散瘀止血。眼病食疗应用：用于急性结膜炎。①荷叶蝉衣粥：荷叶1角（夏日宜用鲜品半张），蝉蜕5克（洗净，纱布包，扎口），粳米50克。将荷叶、蝉蜕、粳米共入锅内，加适量水，煮成稀粥，去蝉蜕纱布包及荷叶，当早餐或晚餐食用，每日1次，连续1周。本方疏风清热退翳。适宜于风热型急性结膜炎，或角膜表层伴点状病变者。本方亦可用于流行性角膜结膜炎后期阶段，以升清退翳，促进角膜上皮下粗点状混浊的吸收，疗程可适当延长。（《常见病症忌口与食养》）②鲜荷叶半张，鲜芦根2支（洗净，切段）。将二味加适量水，同煎约10分钟，去渣取汁，分2~3次饮，每日1剂。本方清热生津。适用于急性结膜炎恢复阶段，干涩症状明显者。(《中医食疗学》，沈庆法主编)

3. 莲花（荷花）为睡莲科植物莲的花蕾。味苦、甘，性平。归肝、胃经。功能散瘀止血，去湿消风。眼病食疗应用：可用于迎风流泪，泪道通畅者。与生梨、红糖同用，以滋阴养血，祛风止泪。宜于夏、秋季食用。详见第一章第二节梨条。

第四节 野菜类

马 兰

【出处】《本草拾遗》。

【来源】为菊科植物马兰 *Kalimeris indica*（L.）Sch. – Bip. 的全草或根。

【异名】紫菊、阶前菊、鸡儿肠、马兰头、马兰菊、蟛蜞菊、路边菊、泥鳅串等。

【药性】味辛、性凉。归肺、肝、胃、大肠经。

【功能】凉血止血，清热利湿，解毒消肿。

【用法用量】水煎服，干品10～30克，鲜品30～60克；或鲜品捣汁饮。制作菜蔬，可凉拌、炒、烧汤、作羹等。

【使用注意】孕妇慎服。

【现代研究】

成分：马兰嫩茎叶含蛋白质，脂肪，钾、钙、磷、铁等元素，胡萝卜素，维生素C、维生素B$_1$、维生素B$_2$，烟酸，还含挥发油，黄酮类化合物及多糖。从马兰的乙醇提取部分新分离得到14种脂肪类化合物，有角鲨烯、正十八烷、正三十一烷、正十九烷醇、正十六烷酸、正十九烷酸、2－三十三酮等。(《中草药》2010, 41（7）)

药理：马兰乙醇提取液注射于动物，有抗惊厥及加强戊巴比妥钠的催眠作用，对小鼠有弱的镇痛作用。

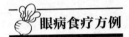 眼病食疗方例

1. 用于视网膜出血初期。

马兰 500 克（洗净）。水煎，沸后约 10 分钟，取汁，每日分 2 ~ 3 次服。亦可将马兰放入榨汁机，加少量冷开水，榨取汁，分 2 次加热服。本方清热凉血止血。（《野菜的食用及药用》）

2. 用于急性结膜炎，尤宜于流行性出血性结膜炎，球结膜下出血较重者。

①马兰根汤：新鲜马兰头根 30 克（洗净）。水煎 10 分钟左右，取汁，顿服，每日 1 次。本方清热解毒，凉血退赤。（《食养食疗与常见病》）②马兰白糖茶：马兰 30 克（摘去老黄叶，洗净，沥干，切段），白糖 15 克。二味同放入保温茶杯中，以沸水冲泡，温浸 30 分钟后即成，上、下午 2 次分服。功用同上方。（《眼科病食物疗法》）③马兰头粥：鲜嫩马兰 30 克，洗净，切碎，粳米 50 克。先将粳米加适量水，用大火烧沸，改用小火熬煮成稀粥，然后加入马兰，稍煮即成，早、晚分 2 次食。功用同前方。（《眼科病食物疗法》）④凉拌马兰头：马兰 100 克。洗净后以沸水烫数分钟，捞出沥水，加少量白糖（或加适量酱油、醋、麻油）拌匀，佐餐食用，连服 3 ~ 5 天。功用同前方。（《中华食物疗法大全》修订本）

3. 用于单纯疱疹性角膜炎，角膜浅层病变，热毒偏重者。

银花公英马兰头汁：鲜嫩马兰头 50 克，新鲜金银花 30 克，鲜嫩蒲公英 100 克。三味分别洗净，用温开水浸泡片刻，将三味放入榨汁机中，加少量凉开水，榨取汁，上、下午分 2 次加热服。本方清热解毒；抑制单疱病毒。（《眼科病食物疗法》）

4. 用于角膜软化症（维生素 A 缺乏病），夜盲及结膜干燥期。

猪肝马兰头汤：马兰头 250 克（洗净，切段），猪肝（或羊肝）250

克（洗净，切成薄片）。先将锅内放入适量水及少量生姜末、食盐，用大火煮沸，投入猪肝和马兰头，肝熟，淋入麻油即成，佐餐食用。本方消疳去积，补肝明目。(《中国食疗大全》第三版)

5. 用于中心性浆液性脉络膜视网膜病变恢复阶段，黄斑部水肿（盘状神经上皮浆液性脱离）基本吸收，视力未恢复。

枸杞马兰淡菜汤：马兰头 250 克（洗净），枸杞子 15 克，淡菜 15 克（拣去杂质，温水泡发，洗净）。先将淡菜放入砂锅，加适量水，大火煮沸，再加入枸杞子，烹入黄酒，改用小火煨煮 30 分钟，待枸杞子煮至膨胀时，加入马兰头搅匀，继续用小火煨煮至沸，加食盐，淋入麻油即成，佐餐食用。本方滋阴降火，益精明目。(《眼科病食物疗法》)

马齿苋

【出处】《本草经集注》。

【来源】为马齿苋科植物马齿苋 *Portulaca oleracea* L. 的茎叶或全草。

【异名】马齿草、马苋、马齿菜、五行草、五方草、长寿菜、耐旱菜等。

【药性】味酸，性寒。归大肠、肝经。

【功能】清热解毒，凉血止痢，除湿通淋。

【用法用量】水煎服，干品 10 ~ 15 克，鲜品 30 ~ 60 克；或鲜品绞汁饮。制作菜蔬，可凉拌、炒、蒸、烧汤等。

【使用注意】

1. 脾虚大便溏泄者慎服。

2. 孕妇慎服。

【现代研究】

成分：马齿苋含蛋白质，脂肪，葡萄糖、果糖、蔗糖，粗纤维，维生素 B_2、维生素 B_1、维生素 C，烟酸，胡萝卜素及谷氨酸、天冬氨酸、丙氨酸等氨基酸。全草含大量去甲肾上腺素和多量钾盐，还含多巴、多巴胺，甜菜素，苹果酸，柠檬酸，多糖，α-亚麻酸的ω-3脂肪酸及甾体和三萜类。

药理：马齿苋含丰富的维生素A样物质，能促进上皮细胞功能的正常化及溃疡的愈合；马齿苋水煎剂对于正常小鼠、四氧嘧啶糖尿病小鼠及肾上腺素高血糖小鼠均有明显的降血糖作用。(《福建医药杂志》1995，17(4))。此外，马齿苋还有抗菌、降胆固醇、降血压、增强细胞免疫、抗氧化、延缓衰老、收缩子宫等作用。

【文献摘要】《食疗本草》："延年益寿，明目。"《开宝本草》："主目盲白翳……"《日用本草》："凉肝退翳，去寒热止烦渴，利大小便，杀诸虫。子可明目。"

🐝 眼病食疗方例

1. 用于急性结膜炎，热毒偏重者。

黄花菜马齿苋饮，与金针菜同用，以清热解毒，凉血退赤。详见本章第二节金针菜条。

2. 用于单纯疱疹性角膜炎，角膜浅层病变恢复阶段。

马齿苋绿豆汤：鲜马齿苋250克（除根，去老茎，洗净，切成段），绿豆100克（淘洗，水浸泡1小时），瘦猪肉100克（切片），蒜茸10克。先将绿豆放入煲内，加适量水，大火煮沸后，用小火煮约15分钟，再放入马齿苋、瘦猪肉、蒜茸，煮1~2小时，至猪肉熟烂，放入食盐、麻油即成，上、下午分2次服。本方清热泻火，滋阴明目；补充维生素A、维生素B_1、维生素B_2。本方亦可用于细菌性角膜炎的恢复阶段。(《眼科病食物疗法》)

3. 用于睑腺炎初起，红肿疼痛。

鲜马齿苋10克。将马齿苋洗净，捣烂，用纱布包裹，敷于患处，每日3次，每次约10分钟。本方清热解毒，消肿止痛。(《中华食疗大观》)

【附】马齿苋子　马齿苋科植物马齿苋的种子。味甘，性寒。归肝、大肠经。功能退翳明目，清肝化湿。眼病食疗应用：可用于流行性角膜结膜炎，角膜上皮下遗留粗点样混浊。马齿苋子粥：马齿苋子末（马齿苋子择除杂物，家用粉碎机打成细末）1匙（6克），葱白30克（洗净，切段），淡豆豉30克（淘洗），粳米60克。先将葱白、豆豉水煎5～10分钟，去渣取汁，将药汁放锅内，入粳米，补加适量水，煮粥，待粥熟，加入马齿苋子末，调和均匀食用，每日1剂。本方退翳明目，升清散邪。（《中国食疗名方300首》）

备注：马齿苋制作干品，需将鲜品用沸水略烫后再晒干。

车前草

【出处】《嘉祐本草》。

【来源】为车前科植物车前 *Plantago asiatica* L. 、大车前 *Plantago major* L. 及平车前 *Plantago depressa* Willd. 的全草。

【异名】车前、当道、车轮菜、牛遗、蛤蟆草、饭匙草、蟾蜍草、牛甜菜、牛耳朵棵等。

【药性】味甘，性寒。归肝、肾、膀胱经。

【功能】清热利尿，凉血，解毒。

【用法用量】水煎服，干品15～30克，鲜品30～60克；或捣汁饮。制作菜蔬，可凉拌、炒、作食品馅心等。

【使用注意】《本草逢原》载"若虚滑精气不固者禁用。"

【现代研究】

成分：车前草含蛋白质，脂肪，糖类，钙、磷、铁等元素，维生素B_1、维生素B_2、维生素C，胡萝卜素。另外，车前全草含车前草苷A、B、C、D、E、F等苯丙苷类，β-谷甾醇，豆甾醇等甾醇类，还含熊果酸，正三十一烷，桃叶珊瑚苷等成分。

药理：车前草有一定利尿作用，可使犬、家兔及人的水分排出增多，并增加尿素、尿酸及氯化钠的排出；车前热水提取物可抑制疱疹病毒

HSV－2和腺病毒ADV－11的感染。此外，车前草还有抗菌、抗炎、抗氧化、抗肿瘤、调节免疫功能等作用。

【文献摘要】《药性论》："能补五脏，明目，利小便，通五淋。"《滇南本草》："退眼赤。"《本草备要》："凡利水之剂多损于目，唯此（车前草）能解肝与小肠之热，湿热退而目清矣。"《湖南药物志》："治火眼，小儿食积，皮肤溃疡，喉痹。"

 眼病食疗方例

1. 用于慢性结膜炎，痛胀、沙涩者。

车前枸杞荠菜汤：车前叶30克，枸杞叶30克，荠菜30克。三味分别洗净、切碎，共入锅中，加适量水，沸后煎约10分钟，去渣取汁约500毫升，加入白糖调味即成，每日1～2剂，7天为1个疗程。本方清热凉血，滋阴明目。（《中华养生药膳大典》）

2. 用于开角型青光眼，眼压得到控制，但不稳定者。

车前草10克（鲜品30克），红枣7枚。二味水煎头、二煎，每次约煎20分钟，头、二汁分别早、晚2次服，每日1剂。本方健脾利水。（《中华食疗大观》）

鱼腥草

【出处】《履巉岩本草》。

【来源】为三白草科植物蕺菜 *Houttuynia cordata* Thunb. 的带根全草。

【异名】蕺、蕺菜、菹菜、紫蕺、菹子、九节莲、肺形草、臭腥草等。

【药性】味辛，性微寒。归肺、膀胱、大肠经。

【功能】清热解毒，排脓消痈，利尿通淋。

【用法用量】水煎服，15～25克；或鲜品捣汁，用量加倍。制作菜蔬，鲜草连叶带根（或单用鲜嫩根）可炒、煲汤、凉拌等。外用：煎汤熏洗眼部。

【使用注意】

1. 虚寒证慎服。

2. 本品含挥发油，水煎服时不宜久煎。

【现代研究】

成分：地上部分含挥发油，内含癸酰乙醛（鱼腥草素），月桂醛，α-蒎烯和芳樟醇等，还含阿福豆苷、金丝桃苷、芦丁等黄酮类，绿原酸、硬脂酸、油酸、亚油酸等有机酸。鱼腥草叶中含槲皮苷。

药理：在对60多种中草药抗单疱病毒作用的筛选实验中，发现鱼腥草对单纯疱疹Ⅰ型病毒的抑制作用明显，最低有效浓度为每毫升332.5微克。(《中西医结合眼科杂志》1989，7(1))鱼腥草还有抗菌、免疫增强、利尿等作用。

眼病食疗方例

1. 用于单纯疱疹性角膜炎，角膜浅层病变。

鱼腥草30克（干品），桑叶10克，红枣10枚。三味泡1小时，煎头、二煎，每次煎5～10分钟，头、二汁早、晚分2次服。本方清热解毒，疏风扶正。宜于流泪、沙涩、疼痛、畏光等刺激症状较重，属于风热者。本方亦可用于单纯疱疹性角膜炎的抗复发治疗。(《眼病食疗》)

2. 用于睑腺炎，未化脓者。

①鲜鱼腥草50克。将鱼腥草洗净切段，水烫后沥干，用食盐、麻油等调味，佐餐食用。本方清热解毒消肿。(《中华食疗大观》)②鲜鱼腥草根1～2根（每根长约5厘米），鸡蛋1只。将鸡蛋圆顶部戳一小孔，将鱼腥草根塞进蛋内，擦去溢出的蛋清，用胶布封闭小孔（将胶布贴于小孔，并环绕鸡蛋数圈，不同方向可封2～3条胶布），将蛋煮或蒸熟，即可食用，1次1～2只，每日2次。本方清热解毒，扶正祛邪。尤适宜于多发性

睑腺炎,可服2~4周。(《中西医结合眼科杂志》1995,13(1))

3. 用于沙眼进行期,痒、痛、异物感、流泪等症状明显者。

鱼腥草30克(干品),小蓟30克。二味水煎,滤液洗眼,每日2~3次。本方清热解毒,止痒止痛。(《中华食疗大观》)

荠 菜

【出处】《千金要方·食治》。

【来源】为十字花科植物荠菜 Capsella bursa-pastoris (L.) Medic. 的全草。

【异名】荠、护生草、芊菜、鸡心草、净肠草、菱角菜、清明菜、枕头草、地米菜、鸡脚菜、地地草等。

【药性】味甘、淡,性凉。归肝、脾、膀胱经。

【功能】凉肝止血、平肝明目,清热利湿。

【用法用量】水煎服,干品15~30克;鲜品60~120克,大剂量可用250克。制作菜蔬,可炒、烧汤、作羹、凉拌或做食品馅心。

【使用注意】孕妇慎服。

【现代研究】

成分:荠菜含蛋白质,脂肪,糖类,粗纤维,维生素C,胡萝卜素,钾、钙、钠、氯、磷、锰等元素及精氨酸、天冬氨酸、脯氨酸等多种氨基酸。全草含二氢非瑟素、山奈酚-4'-甲醚、槲皮素-3-甲醚等黄酮类,胆碱、乙酰胆碱、芥子碱等生物碱类,棕榈酸、延胡索酸、草酸等有机酸,还含侧金盏花醇,黑芥子苷。

药理:小鼠腹腔注射荠菜流浸膏挥发液,毛细管法和玻片法均证明能缩短出血时间;较大剂量的荠菜水煎剂小鼠灌胃给药,可明显缩短小鼠断尾出血时间(BT),并能缩短小鼠血浆复钙时间(RT)。(《时珍国医国药》2007,18(4))荠菜还有抗肿瘤、抗炎、降血压、兴奋子宫等作用。

【文献摘要】《千金要方·食治》:"其子,主明目、目痛、泪出。根,主目涩痛。"《日华子本草》:"利五脏。根疗目疼。"《日用本草》:"疏利五脏,凉肝明目。"《本草品汇精要》:"散风毒,消瘴翳。"《本草纲目》:"明目,益胃。"《陆川本草》:"消肿解毒。治疮疖,赤眼。"《现代实用中药》:"止血。治……头痛、目痛或视网膜出血。"

 眼病食疗方例

1. 用于视网膜新鲜出血及反复出血者。

①鲜荠菜250克(洗净)。水煎,沸后煮约10分钟,饮汤,每日1~2剂。本方平肝清热,凉血止血。(《食疗》)②荠菜粥:新鲜荠菜100克(洗净,切成细末),大米50克。先将大米用水煮粥,粥将成时,加入荠菜稍煮片刻即成,每日2剂,早、晚2次食。本方凉血止血,健脾益胃。尤宜于年老体虚者。(《天然民间疗法》)

2. 用于慢性结膜炎,涩痛,视糊者。

苦瓜荠菜瘦肉汤:鲜荠菜50克(洗净,切碎),鲜苦瓜250克(去瓤,洗净,切成小丁块),猪瘦肉125克(洗净,切薄片)。先将猪肉入锅中,调入黄酒,加水煮沸5分钟,再加入荠菜、苦瓜,煮至菜熟汤成,加食盐调味,佐餐食用,每日1剂。本方清热凉血,滋阴明目。(《大众健康饮食大众食疗方》)

3. 用于角膜软化症(维生素A缺乏病),夜盲及结膜干燥期。

鸡肝鸡蛋荠菜汤:鲜荠菜125克(洗净,切碎),鸡肝125克(切粒),鸡蛋1只。先将荠菜、鸡肝同入锅中,加水煮沸,鸡蛋打散后加入,炖3~5分钟,加入生姜末、食盐,淋麻油,每日分2次佐餐食用。本方清肝、养血、明目。本方亦用于年龄相关性白内障初起期。(《大众健康饮食大众食疗方》)

4. 用于高血压眼底病变,视网膜动脉硬化、出血。

荠菜荸荠芹菜汤:鲜荠菜100克(洗净,切碎),芹菜100克(洗净,用沸水焯几分钟,切小段),荸荠100克(洗净,去皮,切两开)。先将芹菜入油锅翻炒 3 分钟，加入荸荠和适量水，煮沸 5 分钟后，入荠菜，煮至菜熟，加入食盐，每日分 2 次佐餐食用，连服 10～15 天。本方平肝清热，凉血止血，降血压。（《大众健康饮食大众食疗方》）

【附】荠菜花　十字花科植物荠菜的花序。味甘，性凉，归肝、脾经，功能凉血止血，清热利湿。眼病食疗应用：①用于高血压眼底病变，视网膜出血。荠菜花 15 克，墨旱莲 12 克。二味水煎头、二煎，每次约煎 20 分钟，头汁和二汁分别上、下午服，每日 1 剂。本方清热凉血止血；降血压。（《食物中药与便方》）②用于非增生性糖尿病视网膜病变，视网膜出血。荠菜花 15 克（干品），枸杞子 15 克，山药 15 克。三味加水同煎头、二煎，每次约煎 20 分钟，头、二汁分别上、下午服，每日 1 剂。本方凉血止血，补肝益肾；降血糖。（《眼病食疗》）

枸杞叶

【出处】《名医别录》。

【来源】为茄科植物枸杞 Lycium chinense Mill. 及宁夏枸杞 Lycium barbarum L. 的嫩茎叶。

【异名】地仙苗、甜菜、枸杞尖、枸杞苗、枸杞菜、枸杞头等。

【药性】味苦、甘，性凉。归肝、脾、肾经。

【功能】补虚益精，清热明目。

【用法用量】水煎服，鲜品 60～240 克；或捣汁饮。制作菜蔬，可炒、煮汤、凉拌等。

【使用注意】

1. 大便溏泄者不宜食用。

2.《药性论》载枸杞叶与乳酪相恶。枸杞叶不宜与乳酪同食。

【现代研究】

成分：枸杞叶富含蛋白质及脂肪，糖类，赖氨酸、苏氨酸、甲硫氨酸等多种人体必需的氨基酸，钙、磷、铁等元素，维生素 B_1、维生素 B_2、维生素 C，烟酸，芦丁，胡萝卜素，还含槲皮素、山茶酚、木犀草素等黄酮类化合物，甜菜碱、胆碱等生物碱，水杨酸、柠檬酸、苹果酸等有机酸及多种萜类化合物。（《食品工业科技》2010，31（2））

药理：枸杞叶茶水煎剂有明显降低四氧嘧啶糖尿病小鼠血糖的作用，与苯乙双胍（降糖灵）治疗组的差异不显著。（《四川中医》2009，27（4））

【文献摘要】《药性论》："能补益精诸不足，易颜色，变白，明目，安神。"《生草药性备要》："明目，益肾亏，安胎宽中，退热，治妇人崩漏下血。"《本草逢原》："能降火及清头目。"

眼病食疗方例

1. 用于慢性结膜炎，涩痛、视糊者。

①枸杞叶粥：枸杞叶 250 克（洗净，切碎），粳米 100 克。先将粳米加水煮粥，待熟时放入枸杞叶，炖至米烂叶熟即成，当作早、晚餐食用。本方清热滋阴明目（《中华养生药膳大典》）②枸杞头鸭蛋汤：枸杞头 250克（洗净，切段），鸭蛋 2 只（磕入碗中，搅打）。将烧锅内精制油烧至六成热，加适量水，大火煮沸，投入枸杞头，不断翻动，待欲熟时，慢慢调入鸭蛋，煮至沸，加食盐调味，淋入麻油即成，佐餐食用。功用同上方。（《眼科病食物疗法》）③枸杞叶 30 克，鲜竹叶 10 克。二味水煎头、二煎，每次煎约 10 分钟，头、二汁分早、晚 2 次服，每日 1 剂。本方清肝明目，利尿导热。本方亦用于维生素 B_2 缺乏眼病。（《眼病食疗》）

2. 用于年龄相关性白内障初起期。

枸杞叶猪肝汤：枸杞叶 100 克（洗净），猪肝 200 克（切片）。锅内加适量水，煮沸后，放入猪肝及黄酒，煮至肝熟，再加入枸杞叶，煮沸后加食盐调味即成，佐餐食用。本方补血益精明目。（《眼科病食物疗法》）

3. 用于中心性浆液性脉络膜视网膜病变恢复阶段，黄斑部水肿（盘状

神经上皮浆液性脱离）基本消退，黄白色点状渗出未吸收者。

枸杞叶炒二冬，与冬笋、冬菇合用，以滋阴清热，消痰明目。详见第二章第二节毛笋条。

备注：维生素 B_2 缺乏眼病：患者自觉瘙痒、怕光。眼睑皮肤可水肿，并有睑痉挛，眉间部位常有皮脂溢出，睑缘发生睑缘炎，睫毛常有分泌物凝结的黄色薄痂，角膜血管形成。

菊花脑

【出处】《上海常用中草药》。

【来源】为菊科植物菊花脑 *Dendranthema nankingense*（Hand. -Mazz.）X. D. Cui 的嫩茎叶。

【异名】菊花郎、菊花头、路边黄、菊花叶、野菊、连梗野菊等。

【药性】味苦、辛，性凉。

【功能】清热解毒，凉血，调中开胃。

【用法用量】水煎服，15~30克。制作菜蔬，可烧汤、炒、凉拌。

【使用注意】菊花脑苦凉，脾胃虚寒者不宜食用。

【现代研究】

成分：菊花脑的嫩茎叶富含蛋白质，脂肪，纤维素，多种维生素，矿物质，黄酮类及挥发油等。从菊花脑嫩茎叶中还新分离出正二十六烷酸、β-谷甾醇、熊果酸、金圣草黄素、木犀草素、咖啡酸、胡萝卜苷、蒙花苷、芦丁、硝酸钾等12种化合物。(《中国药科大学学报》2005，36（5）)

药理：菊花脑茎叶的挥发油提取物和非挥发性成分提取物对大肠杆菌、金黄色葡萄球菌、枯草芽孢杆菌、普通变形杆菌、铜绿假单胞菌、沙门氏菌等6种常见的病原细菌及黑曲霉、啤酒酵母、交链霉菌、桔青霉等4种病原真菌均具有较强的拮抗病原菌的活性，且抗菌活性有明显的量效关系。(《食品科学》2004，25（9）)

【文献摘要】《上海常用中草药》:"清热解毒。主治鼻炎,支气管炎,风火赤眼,疮疖痈肿,咽喉肿痛,蛇咬伤,湿疹,皮肤瘙痒。"

 眼病食疗方例

1. 用于急性结膜炎,热毒较重者。

①菊花脑汤:菊花脑嫩叶 250 克(洗净)。锅内放适量水,烧沸后,放入菊花脑,待水再次烧沸,放入食盐调味,再淋入麻油即成,佐餐食用。本方清热解毒,凉血退赤。(《中华食物疗法大全》修订本)②菊花脑粥:菊花脑 120 克(洗净,切碎),粳米 100 克。先将粳米加适量水,大火煮沸,改小火煮粥,粥将成时,放入菊花脑及食盐,再煮至菜熟粥黏稠,淋入麻油即成,顿服或分 2 次食用,每日 1 剂。功用同上方。(《中华食疗》)

2. 用作急性闭角型青光眼急性发作期饮料。

菊花脑绿茶,与绿茶同用,以泻热利水,清利头目。详见第六章第三节茶叶条。

备注:菊花脑在江苏、上海、贵州、湖南等地有野生分布,华东、华中、华南和华北地区也有人工栽培。本品为江苏南京地区的特产,春季摘其嫩苗作为菜蔬。

第三章

菌藻类

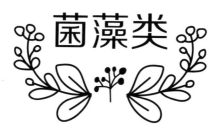

第一节 菌类

木 耳

【出处】《神农本草经》。

【来源】为木耳科真菌木耳 *Auricularia auricula*（L. ex Hook.）Underw.、毛木耳 *Auricularia polytricha*（Mont.）Sacc. 及皱木耳 *Auricularia delicata*（Fr.）P. Henn. 的子实体。

【异名】葺耳、黑木耳、木菌、木蛾、云耳、耳子、桑耳、松耳等。

【药性】味甘、性平。归肺、脾、大肠、肝经。

【功能】补气养血，凉血止血活血，润肺止咳。

【用法用量】水煎服，3～10克。制作菜蔬，可炒、炖汤、凉拌等。

【使用注意】

1. 大便溏泄者慎服。

2. 不宜食鲜品，因鲜品中含有卟啉物质，食后经日光照射会诱发日光性皮炎。

【现代研究】

成分：木耳含蛋白质，脂质，糖类，纤维素，钾、钠、钙、镁、铁、铜、锌、锰、磷等元素，多种氨基酸及维生素 B_1、维生素 B_2，胡萝卜素。木耳含木耳多糖和菌丝体所含的外多糖，还含麦角甾醇、维生素 D_2 原、黑刺菌素等；毛木耳含植物凝集素，木耳毒素 I、II；皱木耳含地衣酚，荔枝素，苔色酸等。

药理：实验表明，木耳多糖有抗凝血、抗血小板聚集、抗血栓形成等作用。黑木耳还有促进免疫功能、降血脂及抗动脉粥样硬化、延缓衰老、降血糖、抗癌、抗突变、抗辐射、抗炎等作用。

 眼病食疗方例

1. 用于高血压眼底病变，视网膜动脉硬化、出血。

①黑木耳 3 ~ 6 克（温水泡发，洗净，撕碎），冰糖适量。将木耳、冰糖同入碗内，置蒸锅中蒸 1 ~ 2 小时，（或将木耳、冰糖放入小电炖锅内慢炖数小时），于睡前 1 次顿服，每日 1 剂。本方凉血止血活血；降血脂，抗动脉硬化。（《食物中药与便方》增订本）②黑木耳 20 克（温水泡发，洗净，撕碎），红枣 30 克（温水浸泡 2 ~ 3 小时，洗净），枸杞子 15 克。将三味同入锅中，加适量水，大火煮沸后，改小火慢炖至木耳、红枣熟烂，分 2 次当点心食，每日 1 剂。本方止血化瘀，益气血，补肝肾。适用于高血压视网膜出血的后期，出血基本吸收。（《眼病食疗》）

2. 用于中心性浆液性脉络膜视网膜病变恢复阶段，黄斑部水肿（盘状神经上皮浆液性脱离）基本吸收，视力未恢复。

木耳枸杞猪肝粥：黑木耳 15 克（温水泡发，洗净，切碎），枸杞子 20 克，猪肝 50 克（温开水浸泡 10 分钟，漂去血水，捞出，去膜，切碎），粳米 100 克。先将粳米、枸杞子放入锅中，加适量水，大火煮沸后，改用小火煨 30 分钟，再将木耳、猪肝倒入，搅拌均匀，继续煮 30 分钟，放入食盐、生姜末、葱花等调味，早、晚分 2 次食用，每日 1 剂。本方养肝补血明目。（《眼科病食物疗法》）

3. 用于中心性渗出性脉络膜视网膜病变活动期，黄斑部渗出、出血者。
与芹菜同用，以清肝凉血，止血活血。详见第二章第二节旱芹条。

4. 用于抗青光眼术后，眼压稳定，视功能损伤者。
双耳汤：黑木耳 10 克（温水泡发，洗净），白木耳 10 克（温水泡发，洗净），冰糖适量。将三味同放入小碗内，加适量水，置蒸锅中蒸1小时，食黑、白木耳，饮汤，分早、晚2次服，每日1剂。本方补气滋阴，养血活血，明目。本方亦可用于高血压眼底病变，视网膜动脉硬化、出血者。（《百病食疗偏方》）

5. 用于年龄相关性白内障初起期。

水发黑木耳20克，猪肾1具（剖开，去白色筋膜，洗净，水浸泡数小时，切片）。将木耳、猪肾同入锅中，加葱、生姜、黄酒等调料，大火煮，欲沸时，撇去浮沫，煮沸，改用小火煮至猪肾熟，加食盐，淋入麻油即成，佐餐食用。本方益气养血，补肾明目。伴腰膝酸软者尤宜。（《中华食疗大观》）

6. 用于迎风流泪症，泪道通畅，属窍虚不密者。

木耳木贼粉：黑木耳30克（焙焦），木贼30克。将木耳、木贼同用家用粉碎机打成细末，每次取6~9克，加适量水煎煮10分钟，温服，每日1~2次。本方补气养血，祛风止泪。（《食用菌治百病》）

7. 用于急性结膜炎，急性炎症后，结膜充血不完全消退，余邪未尽者。

水发黑木耳50克，绿茶6克，冰糖50克。先将黑木耳、绿茶加适量水煎煮20分钟，放入冰糖，再煎10分钟即成，食木耳饮汤，每日1剂。本方清热凉血，活血退赤。（《中华食疗大观》）

8. 用于黑眼圈的防治。

水发黑木耳50克，红枣10枚，红糖100克。先将木耳、红枣加适量水，煎10~20分钟，加入红糖，再煎约10分钟，分2次饮汤食木耳及红枣，每日1剂，宜经常食用。本方益气补血养肤。（《食疗美容指南》）

香 菇

【出处】《随息居饮食谱》。

【来源】为白蘑科真菌香菇 *Lentinus edodes*（Berk.）Sing. 的子实体。

【异名】香蕈、花菇、冬菇、合菌、雷惊蕈、香信、菊花菇等。

【药性】味甘、性平。归肝、胃经

【功能】扶正补虚，健脾开胃，祛风透疹，化痰理气，解毒。

【用法用量】水煎服，6～10克，鲜品15～30克。制作菜蔬，可炒、炖汤、蒸食、制作食品馅心等。

【使用注意】脾胃寒湿气滞者慎服。

【现代研究】

成分：香菇子实体含蛋白质，脂肪，粗纤维，维生素 B_1、维生素 B_2、维生素C，烟酸，钙、磷、铁等元素，组氨酸、谷氨酸、丙氨酸等十多种氨基酸。子实体还含香菇多糖，葡聚糖，水溶性杂半乳聚糖等多糖类及核苷酸类化合物，挥发性物质，甾体类，酞类化合物等。又含维生素 D_2 原，牛磺酸，甲醛，丁酸及多酚氧化酶、葡萄糖苷酶、葡萄糖淀粉酶等多种酶。

药理：香菇有调节机体免疫、抗氧化、抗肿瘤、抗病毒、抑制血小板凝集等作用。香菇多糖对高脂血症大鼠有明显的降低血清总胆固醇的作用。香菇多糖灌胃有明显降低四氧嘧啶糖尿病模型大鼠血糖的作用，并能明显改善高血糖大鼠的糖耐量。（《浙江中西医结合杂志》2005，15（10）、《浙江中医学院学报》2005，29（5））

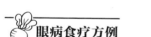

眼病食疗方例

1. 用于眼干燥症，伴头晕视糊、须发早白，属肝肾亏虚，精血不足者。

首乌香菇：香菇50克（温水泡发，洗净，切片），何首乌10克（洗净）。将何首乌入砂锅，加水200毫升，小火煎煮30分钟，取汁，反复再煎1次，将2次煎取汁混合，加热浓缩成20毫升，加食盐、水淀粉兑成芡汁备用；炒锅内放入适量花生油，烧至七成热时，放入葱花、生姜末煸香，放入香菇，倒入适量鸡汤（或水），用大火烧沸后，改用小火炖至汤

将尽时，倒入芡汁，翻炒至汁稠时淋上麻油即成，佐餐食用，每日1剂。本方益肝肾，补精血。(《现代家庭滋补药膳》)

2. 用于年龄相关性白内障初起期。

香菇鸭肝：水发香菇20克(切成两半，在沸水内焯过)，鸭肝250克(洗净，切成宽2厘米的长条)，水发玉兰片(笋干)20克(在沸水内焯过)。先将香菇、玉兰片入油锅内煸炒，再加入鲜汤(或水)及酱油、黄酒、白糖、葱、生姜等佐料，煸炒几分钟后，连汤盛入碗内备用；另将油锅烧至八成热，放入甜面酱20克，稍煸，随即放入鸭肝和香菇、玉兰片及汤，煨至汤汁一半时，捞出鸭肝，放入盘内，锅内香菇、玉兰片及汤汁用大火稍收干，加入黄酒，起锅倒在鸭肝上即成，佐餐食用。本方补气益血，养肝明目。(《眼科病食物疗法》)

3. 用于非增生性糖尿病视网膜病变，血糖不稳定。

枸杞香菇汤：香菇30克(温水泡发，洗净，切成细丝)，银耳30克(温水泡发，洗净，撕碎，切细)，枸杞子30克，天花粉10克(洗净，晒干或烘干，家用粉碎机打成极细末)。将汤锅内加清汤(或水)1000毫升，大火煮沸，加入枸杞子、银耳、香菇，拌和均匀，改用小火煨煮30分钟，调入天花粉细末，煨煮至沸，加食盐调味，搅匀，用湿淀粉勾薄芡，淋入麻油即成，佐餐当汤食用。本方滋阴清热，明目降糖。(《眼科病食物疗法》)

4. 用于眼部恶性肿瘤手术及化疗、放疗后。

猕猴桃炖三菇，与猕猴桃，口蘑，蘑菇、包心菜同用，以化痰理气，开胃消食，清热解毒。详见第一章第二节猕猴桃条。

备注：①香菇的品种较多，一般分为花菇、冬菇、香蕈三种。花菇因顶面有花纹而得名；冬菇背面隆起，边缘下卷，肉较厚；香蕈个大，呈伞开状，肉较薄。三者之中花菇质量最好。②《中华本草》中专有冬菇条，为白蘑科真菌冬菇的子实体，又名金针菇、构菌。不能与香菇中的冬菇相混淆。

银 耳

【出处】《中国药学大辞典》。

【来源】为银耳科银耳 *Tremella fuciformis* Berk. 的子实体。

【异名】白木耳、白耳、白耳子、雪耳等。

【药性】味甘、淡，性平。归肺、胃、肾经。

【功能】滋补生津，润肺养胃。

【用法用量】水煎服，6～10克。制作菜蔬，可炖汤、作羹、炒、凉拌、煮粥等。

【使用注意】

1. 凡变质发黑的银耳不能食用，食后易中毒，

2. 忌饮用隔夜的银耳汤。

3. 风寒咳嗽者不宜食用。

【现代研究】

成分：银耳含蛋白质，脂肪，糖类，粗纤维，维生素 B_1、维生素 B_2、维生素 E、胡萝卜素，硫、磷、铁、镁、钙、钾、钠等元素及 17 种以上氨基酸。银耳含银耳子实体多糖、银耳孢子多糖、多糖 TP－1、糖蛋白 TP、细胞壁多糖、葡萄糖醛酸木糖甘露聚糖、中性多糖、酸性杂多聚糖 AC、BC 等多种多糖。银耳所含脂质成分有甾醇、脂肪酸和磷脂。

药理：银耳多糖能提高小鼠的免疫功能，对非特异性免疫、体液免疫、细胞免疫等均有影响。银耳还有抗凝血和抗血栓、降血脂、降血糖、延缓衰老、抗肿瘤、抗氧化、抗炎、抗放射及升高白细胞、促进蛋白质和核酸生物合成等作用。

眼病食疗方例

1. 用于急性结膜炎恢复阶段，干涩不适。

白木耳 30 克（温水泡发），清茶（绿茶）6 克，冰糖 60 克。先将白木耳、清茶加适量水煎煮 20 分钟，放入冰糖，再煎 10 分钟即成，吃木耳喝汤，每日 1 剂，连服数天。本方滋阴清热。本方亦可用于眼干燥症。（《常见病饮食疗法》）

2. 用于高血压眼底病变，视网膜动脉硬化。

银耳 9 克（温水泡发，洗净），冰糖适量。先将银耳放入砂锅中，加适量水，用大火煮沸，再改用小火熬成浓汁，加入冰糖即成（或将银耳、冰糖放入迷你小电炖锅内慢炖数小时），分 2 次服，每日 1 剂，可长期服用。本方降血脂，抗动脉硬化。（《果蔬食疗本草经》）

3. 用于年龄相关性白内障初起期。

银耳鸽蛋汤：银耳 20 克（温水泡发，去蒂，洗净，用沸水焯一下，再用水浸泡 1 小时，捞起蒸熟），鸽蛋 10 只（煮熟，去壳），熟火腿末 15 克。将鸡汤（或水）约 1500 毫升煮沸，下黄酒、食盐、放入银耳、鸽蛋及熟火腿末，煮沸后，加少量胡椒粉即可，当点心，随意食用，当日服完。本方滋阴益气，补肾明目。（《眼科病食物疗法》）

4. 用于中心性浆液性脉络膜视网膜病变恢复阶段，黄斑部水肿（盘状神经上皮浆液性脱离）基本吸收，视力未恢复。

银耳柿饼羹：水发银耳 25 克（洗净，去杂质，撕成小片），柿饼 50 克（去蒂，切成丁），白糖适量。将银耳、柿饼同入砂锅内，加适量水，用大火煮沸后，改用小火炖至银耳熟烂，加入白糖，再用湿淀粉勾芡即成，上、下午分 2 次食。本方滋阴清热，健脾明目。（《眼科病食物疗法》）

5. 用于抗青光眼术后，眼压基本稳定，视功能损伤者。

银耳枸杞甜汤：银耳 20 克（温水泡发，去蒂，洗净，撕碎），枸杞子 30 克（水泡软），蜂蜜 20 克。先将枸杞子放入砂锅，加适量水，大火煮沸后，放入银耳，改用小火炖 30 分钟，煮至银耳熟烂，离火，调入蜂蜜即成，佐餐食用，早、晚分 2 次服，每日 1 剂。本方补益肝肾，滋阴明目。（《眼科病食物疗法》）

6. 用于非增生性糖尿病视网膜病变，血糖不稳定。

银耳三粉汤，与南瓜粉、猪胰粉、山药粉、海带等同用，以滋阴清热，止血软坚，明目降糖。详见第二章第一节南瓜条。

7. 用于黑眼圈的防治。

白木耳滚猪肝汤。银耳 15 克（温水泡发，洗净），猪肝 180 克（洗净，切片），生姜 1 片，红枣 2 枚。瓦煲（或锅）内放适量水，先用大火烧至水沸，放入银耳、生姜、红枣，继续用小火煲 1 小时左右，加入猪肝，待猪肝熟透，即可加入食盐调味，佐餐食用，每日 1 剂。本方补气益血润肤。（《养颜饮食》）

8. 用于眼部恶性肿瘤放疗、化疗期。

银耳 12 克（温水泡发，洗净），绞股蓝 45 克，党参 30 克，黄芪 30 克，薏苡仁 30 克（洗净，水浸泡 1 小时），大米 30 克。先将绞股蓝、党参、黄芪加水煎 30 分钟，去渣取汁，将药液倒入锅中，放入银耳、薏苡仁、大米，补加适量水，大火煮沸后，改用小火煮至粥成，每日分 2 次食用，每日 1 剂。本方补气养阴，清热解毒。长期配合放疗、化疗，可预防白细胞下降。（《药用寄生》）

备注：绞股蓝又名七叶胆、小苦药，公罗锅底、落地生、遍地生根，为葫芦科植物绞股蓝的全草。味苦、微甘，性凉。功能清热，补虚，解毒，有增强免疫功能、抗肿瘤、升高白细胞、延缓衰老等作用。

蘑 菇

【出处】《医学入门·本草》。

【来源】 为蘑菇科真菌双孢蘑菇 *Agaricus bisporus*（Lange）Sing.（又

名蘑菰蕈）及四孢蘑菇 Agaricus campestris L. ex Fr. 的子实体，尤以菌蕾为佳。

【异名】蘑菰、鸡足蘑菇、蘑菇草、肉蕈等。

【药性】味甘、性平。归胃、肠、肺经。

【功能】健脾开胃，平肝提神。

【用法用量】水煎服，干品6~9克，鲜品150~180克。制作菜蔬，可炒、烧汤、炖肉等。

【使用注意】

1. 不宜一次性食用过多。

2. 毒蘑菇（毒蕈）不能食用。

【现代研究】

成分：双孢蘑菇含挥发性成分3－辛酮和1－辛烯－3－醇，含异硫氰酸苄酯，无机元素有磷、钙、镁、钾、铜、锰、锑、锌、铁等，尚含磷脂、甘油酯、亚油酸及甾醇等化合物，并含有维生素 D_2 原等化合物；四孢蘑菇还含铅、钴、铬、镍、钠、硒等元素，蘑菇氨酸，尿素，甲壳质，纤维素，多糖等。

药理：蘑菇有抗肿瘤和调节免疫、抗氧化、降血糖、抗菌等作用。褐蘑茹碱提取物能显著降低高脂血小鼠总胆固醇、甘油三酯和低密度脂蛋白胆固醇含量，并提高高密度蛋白胆固醇含量。（《食品工业科技》2010，31（07））

眼病食疗方例

1. 用于高血压眼底病变，视网膜动脉硬化。

蘑菇汤：鲜蘑菇300克。将蘑菇加水约1500毫升，大火煮沸后，小火煮1~2小时，每日分2~3次服。本方降血脂，抗动脉硬化。（《中国食疗本草新编》）

2. 用于青少年近视眼的保健。

蘑菇蚝紫汤：鲜蘑菇 200 克（洗净，切片），蚝豉（即蛎干，牡蛎肉的干制品）100 克（水浸泡，洗净，切片），紫菜 30 克（洗净）。先将蘑菇、蚝豉同放于砂锅中，加水约 400 毫升，大火烧至欲沸，撇去浮沫，再放入紫菜及少量生姜丝，沸后改用小火煮至熟透，淋麻油即成，顿服或分 2 次趁热食用。本方补充锌、铬、钙、磷等元素及多种维生素和蛋白质，增强睫状肌的肌力和巩膜的坚韧性。（《中国食疗本草新编》）

3. 用于眼部恶性肿瘤手术及化疗、放疗后。

猪肝蘑菇荸荠西红柿汤：鲜蘑菇 100 克（洗净，切丁），荸荠 150 克（洗净，削皮，切丁），西红柿 90 克（洗净，切丁），猪肝 400 克（切去筋膜，洗净），鸡蛋 1 只。先将猪肝切丁，然后用刀背敲成细腻的浆，打入鸡蛋，加上适量生姜汁、白糖、食盐，充分搅拌，上笼用大火蒸 10 ~ 15 分钟，至结成膏状，将肝膏划成小块备用；锅内放入清汤（或水），煮沸后，放入蘑菇、荸荠、西红柿、肝膏及适量食盐，煮沸后淋上芝麻油，佐餐食用。本方益气补血，清热生津。（《抗癌与食疗》）

第二节　藻类

海　带

（本草正名：昆布）

【出处】《植物名实图考》。

【来源】为海带科（昆布科）植物昆布 *Laminaria japonica* Aresch.、翅藻科植物黑昆布 *Ecklonia kurome* Okam.（又名鹅掌菜、五掌菜等）、裙带菜 *Undaria Pinnatifida*（Harv.）Sur. 的叶状体。

【异名】纶布、海昆布。

【药性】味咸，性寒。归肝、胃、肾经。

【功能】消痰软坚，利水退肿。

【用法用量】水煎服，9~15克。制作菜蔬，可烧汤、炒、炖肉、凉拌等。

【使用注意】

1. 海带不宜在水中久泡，否则，碘质会大量丢失。

2. 海带含碘量高，甲状腺功能亢进患者不宜食用。

3. 孕妇及哺乳期不宜过多食用，过多的碘会引起胎儿、婴儿甲状腺发育障碍。

4. 消化不良者不宜食用。

【现代研究】

成分：昆布含多糖化合物，主要有褐藻酸盐、岩藻依多糖、海带淀粉3种，还有脂多糖和3种水溶性含砷糖，还含海带氨酸、谷氨酸、天冬氨酸等氨基酸，维生素B_1、维生素B_2、维生素C，胡萝卜素，芦丁，脂肪酸，挥发油，碘、硫、钾、镁、钙、磷、铁、锰、钼、铝等元素及磷酸根，碳酸根，硫酸根等；黑昆布还含具抗血凝作用的多糖类成分，抗纤溶酶的二苯双蚼衍生物等；裙带菜全藻还含能阻抑胰岛素在脂肪组织中的降解作用的成分。

药理：昆布所含的昆布多糖在体内、外均有抗凝血作用，其抗凝活性每毫克相当肝素7国际单位（IU）。此外，昆布还有降血压、降血脂、降血糖、增强机体免疫功能、抗氧化、抗肿瘤、抗放射等作用。昆布富含碘质，碘化物口服吸收后，能促进炎症产物、胶样物、坏死组织及混浊病变的吸收。（《眼科药物手册》）

【文献摘要】《中国药用海洋生物》："治年龄相关性白内障。"

眼病食疗方例

1. 用于玻璃体退行性改变所致的玻璃体混浊（飞蚊症）。

海带30克（水泡发，洗净，切细丝）。将海带丝用水煮熟，捞出，用食盐、麻油（或酱油、醋、麻油）凉拌，佐餐食用。本方软坚散结，促进混浊物吸收。（《中华食疗大观》）

2. 用于年龄相关性黄斑变性。

①干性黄斑变性：与枸杞子、桑椹子同用，以补肝益肾，软坚明目。详见第一章第一节枸杞子条。②湿性黄斑变性：海带15克，生藕节（干品）15克。二味水煎头、二煎，每次约煎20分钟，头、二汁早、晚2次分服，每日1剂。本方活血化瘀，消痰软坚。宜用于视网膜出血时间超过1个月者。（《眼病食疗》）

3. 用于抗青光眼术后，眼压稳定者。

海带牡蛎汤：海带50克（水泡发，洗净，切丝），鲜牡蛎250克（洗净，切片）。先将海带放入砂锅，加适量水，用大火煮沸，待海带熟软后，放入牡蛎，再用大火煮沸，加食盐、猪油调味，稍煮即成，佐餐食用。本

方滋阴养血，软坚利水。(《眼科病食物疗法》)

4. 用于慢性结膜炎，发痒，沙涩，有黏性分泌物。

草决明海带汤：海带 20 克（水泡发，洗净，切丝），草决明（决明子）10 克。先将草决明入锅，加适量水，浓煎，去渣取汁，再将草决明汁与海带同煮，至海带烂熟时，加食盐，饮汤食海带，每日 1 剂。本方清肝利湿，退赤止痒。本方亦用于高血压眼底病变，视网膜动脉硬化、出血、渗出。(《中华食疗大观》《四季滋补与药膳》)

5. 用于睑板腺囊肿，结节极小者。

海带 15 克，制半夏 10 克，陈皮 6 克，炙僵蚕 10 克。四味水煎头、二煎，每次约煎 20 分钟，头、二汁早、晚分 2 次服，每日 1 剂。本方消痰软坚散结。(《眼病食疗》)

备注：①据《中华本草》的品种考证，我国古代最先作为药用的昆布为海带科植物昆布 *Laminaria japonica* Aresch.，清代吴其浚在《植物名实图考》中将这种植物更名为海带，海带这个名称原为这种植物在民间食用的习称。《植物名实图考》还将翅藻科植物鹅掌菜称为昆布。因此，现代人们都称昆布 *Laminaria japonica* Arsch. 为海带。现在，我国当作中药昆布使用的品种，主要包括了昆布、黑昆布（鹅掌菜）以及裙带菜三种，这三个品种作为食用时常混称为海带。②《本草拾遗》中所载的大叶藻，在《嘉祐本草》《本草原始》等书中被称作海带，为眼子菜科大叶藻属植物大叶藻 *Zostera marina* L. 的全草，与现在人们所称的海带是两种不同的植物，不能混淆。

紫　菜

【出处】《本草经集注》。

【来源】为红毛菜科植物坛紫菜 *Porphyra haitanensis* T. J. Chang et B. F. Zheng、条斑紫菜 *Porphyra yezoensis* Ueda，圆紫菜 *Porphyra suborbiculata* Kjellm.、甘紫菜 *Porphyra tenera* Kjellm.、长紫菜 *Porphyra dentata* Kjellm.

等的叶状体。

【异名】索菜、紫菜、紫英、子菜、乌菜等。

【药性】味甘、咸，性寒。归肺、脾、膀胱经。

【功能】化痰软坚，清热利水，利咽止咳，养心除烦。

【用法用量】水煎服，15～30克。制作菜蔬，可烧汤，作羹，制作寿司等。

【使用注意】

1. 不宜多食。

2. 甲状腺功能亢进患者不宜食用。

【现代研究】

成分：紫菜含蛋白质，脂肪，糖类，粗纤维，维生素 B_1、维生素 B_2、维生素C，烟酸，胡萝卜素，碘、钙、磷、铁等元素及以谷氨酸、丙氨酸和天冬氨酸为主的氨基酸，还含 α - 蒎烯，α - 柠檬烯，叶黄素，玉蜀黍黄素，藻红蛋白，藻青素，别藻青素等；条斑紫菜还含胆固醇半乳糖苷，胆固醇甘露糖苷及紫菜聚糖，半乳聚糖等；甘紫菜还含脂多糖，维生素 B_{12} 等。

药理：紫菜多糖在体内、外均有明显的抗凝血作用，并降低家兔全血黏度和血细胞比容等血液流变学指标。紫菜还有增强细胞免疫和体液免疫功能、延缓衰老、抗肿瘤、抗辐射、抗白细胞数降低、降血脂、降血压、降血糖等作用。紫菜富含碘质，碘化物内服吸收后的药理作用，见海带条。

眼病食疗方例

1. 用于玻璃体退行性改变所致的玻璃体混浊（飞蚊症）。

紫菜500克（家用粉碎机打成极细末），蜂蜜适量。每次取紫菜末6克，以温开水冲服，服时加蜂蜜1匙调匀，每日2次。本方化痰软坚，促进混浊物的吸收。（《眼病食疗》）

2. 用于开角型青光眼，眼压得到控制，基本稳定。

①紫菜车前子汤：紫菜 15 克（家用粉碎机打成极细末），车前子 15 克（拣净，清水冲洗，纱布包，扎口）。将车前子包放入砂锅，加适量水，大火煮沸后，调入紫菜末，改用小火煨煮 10 分钟，除去车前子包即成，早、晚 2 次分服。本方清热利水。（《眼科病食物疗法》）②紫菜豌豆羹：紫菜 20 克（清水漂洗，沥干），豌豆 100 克（洗净，晒干或烘干，家用粉碎机打成细粉）。砂锅内加适量水，中火煮沸后加入豌豆粉，煨煮 10 分钟，再加入紫菜及适量湿淀粉，边煨边搅，再加入少量红糖，拌和均匀即成，当点心，早、晚分 2 次食。本方健脾利水。（《眼科病食物疗法》）

3. 用于高血压眼底病变，视网膜动脉硬化。

紫菜芦笋汤：紫菜 20 克（水泡发，洗净），芦笋 100 克（洗净，去除根部较老部分，切成段或斜片），香菇 50 克（温水泡发，切片）。锅中放适量水，大火烧沸，放入紫菜、芦笋、香菇，煮至熟透，放入食盐，淋麻油即成，顿服或分 2 次趁热食菜饮汤。本方降血压，降血脂，抗动脉硬化。（《中国食疗本草新编》）

《第四章》

畜禽类

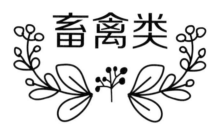

第一节　肉食类

牛　肉

【出处】《名医别录》。

【来源】为牛科动物黄牛 *Bos taurus domesticus* Gmelin 或水牛 *Bubalus bubalis* Linnaeus 的肉。

【药性】味甘，水牛肉性凉，黄牛肉性温。归脾、胃经。

【功能】补脾胃，益气血，强筋骨。

【用法用量】煮食、煎汁，适量。制作菜蔬，可红烧、炒、烧汤、作羹、烤、卤制等。

【使用注意】黄牛肉性温，火热证不宜多食。

【现代研究】成分：牛肉含蛋白质，脂肪，维生素 B_1、维生素 B_2，钙、磷、铁、锌、硒、铜等元素及胆固醇等。牛肉蛋白中含很多种人体必需的氨基酸。黄牛肉中含三碘甲腺氨酸、甲状腺素。水牛肉中含甘氨酸轭合物、磺胺甲氧哒嗪。

眼病食疗方例

1. 用于年龄相关性白内障初起期，属气血不足者。

①牛肉 100 克（洗净切片，用黄酒、酱油浸泡 10~15 分钟），胡萝卜

100 克（洗净，切丝），水发黑木耳 100 克。先将牛肉入油锅内爆炒 1~3 分钟，加入胡萝卜、黑木耳，煸炒数分钟，加食盐及适量水，烧至菜熟，佐餐食用。本方健脾益胃，补气养血，滋肝明目。（《常见眼病食疗》）②与马铃薯同用，以补脾胃，益气血，明目。详见第二章第三节马铃薯条。

2. 用于高度近视眼患者的保健。

归芪牛肉汤：牛肉 1000 克（洗净，切块），当归 30 克，黄芪 100 克（二味同用纱布包，扎口）。将牛肉及当归、黄芪纱布包同放入锅中，加适量水，大火烧至欲沸时，撇去浮沫，加入黄酒、生姜，改小火，炖至牛肉熟烂，取出药包，加食盐，再烧片刻即成，每次饮汤 1 小碗，牛肉另蘸调料，佐餐食用，每日 2 次，1 剂可服 2 天，连服 3~4 周为 1 个疗程。本方益气养血明目。（《中医药膳学》，何清湖、潘远根主编）

白鸭肉

【出处】《名医别录》。

【来源】为鸭科动物家鸭 *Anas domestica* Linnaeus 的肉。

【异名】鹜肉、鸭肉（俗称）。

【药性】味甘，微咸，性平。归肺、脾、肾经。

【功能】补益气阴，利水消肿。

【用法用量】煨烂熟，吃肉喝汤，适量。制作菜蔬，可烧汤、炒、红烧、烤、卤制等。

【使用注意】

1. 外感未净不宜食用。

2. 大便溏泄者不宜食用。

【现代研究】成分：鸭肉含蛋白质，脂肪，碳水化合物，钙、磷、铁等元素，维生素 B_1、维生素 B_2，烟酸等。

眼病食疗方例

1. 用于年龄相关性白内障初起期，属气血不足者。

松子仁黄金鸭：鸭 1 只（从腹部开膛，去内脏，洗净，拆肉，胸部切成 2 块，腿各 1 块，用刀背将肉轻捶一遍），松子仁 100 克，猪肉糜 300 克（用酱油、黄酒、食盐、白糖各适量，拌匀，分成 4 份）。先用蛋糊（鸡蛋同淀粉调制而成）在鸭肉上涂抹一层，将肉糜镶在鸭肉上，并撒满松子仁，用手按紧抹平（但不要将松子仁陷入肉内部），放入油锅内，炸成黄色，迅速捞出，放在砂锅内（锅底垫上葱、生姜），加入黄酒、酱油、白糖、食盐等佐料，加适量水，大火烧沸后，改用小火将鸭肉煨熟后捞出，切斜刀块，装盘。再把原汤汁下锅收浓汁后浇在鸭肉上即成，佐餐食用。本方补气养血，滋阴明目。（《眼科病食物疗法》）

2. 用于屈光不正（近视、远视、散光）引起的视疲劳，以及电脑视频终端引起的视疲劳（电脑视频终端综合征），属气血两虚者。

光老鸭（重 1500 克以上）1 只，党参 30 克，扁豆 30 克，当归 30 克。将党参、当归用纱布包，扎口，和扁豆一同纳入鸭腹内，置砂锅中，放入葱、生姜、黄酒等调料，加适量水，大火烧至欲沸，撇去浮沫，烧沸，改用小火煨至鸭肉熟烂，取出药包，放入食盐调味，再煨数分钟即成，食肉、豆饮汤。本方健脾补气，养血明目。（《食疗》）

3. 用于眼部恶性肿瘤术后。

藤梨根鸭肉汤：鸭肉 500 克（洗净，切块），藤梨根 250 克（纱布包，扎口），薏苡仁 50 克。将三味同入锅，加适量水及黄酒，大火烧至欲沸，撇去浮沫，烧沸，改用小火煨至鸭肉熟烂，取出药包，放入食盐调味，再煨数分钟即成，饮汤食肉及薏苡仁。本方补气滋阴，清热解毒。（《中华食物疗法大全》修订本）

备注：①家鸭的羽毛有全白、粟壳、黑褐等不同颜色，食疗以白色鸭为佳，故本草中称白鸭肉。②藤梨根，即猕猴桃根，为猕猴桃科植物猕猴桃的根。味微甘、涩，性凉，小毒。功能清热解毒，祛风利湿，活血消肿，具有抗肿瘤、免疫调节、抗病毒等作用。

羊 肉

【出处】《本草经集注》。

【来源】为牛科动物山羊 *Capra hircus* Linnaeus 或绵羊 *Ovis aries* Linnaeus 的肉。

【药性】味甘，性热。归脾、胃、肾经。

【功能】温中健脾，补肾壮阳，益气养血。

【用法用量】煮食或煎汤，125～250 克。制作菜蔬，可红烧、炒、烧汤、炖、涮、烤等。

【使用注意】

1. 羊肉性热，急性炎性眼病不宜食用。

2. 外感时邪或有宿热者不宜食用。

3. 孕妇不宜多食。

【现代研究】成分：羊肉含蛋白质，脂肪，碳水化合物，钙、磷、铁等元素，维生素 B_1、维生素 B_2，烟酸，还含胆固醇、胰蛋白酶原等。

 眼病食疗方例

1. 可用作视网膜色素变性患者的保健。

羊肉炒胡桃：羊肉 100 克（洗净，切片），核桃仁 30 克。先将精制油烧热，放入生姜末、葱花爆香，放入羊肉炒至发白，烹入黄酒，放入胡桃仁，一同将羊肉炒熟，再放入适量食盐调味即成，佐餐食用。本方温阳益精，气血双补。（《百病食疗方》）

2. 可用作视神经萎缩患者的保健。

枸杞炖羊肉：羊肉 1000 克（洗净，放入沸水中煮透，捞出切成小方块），枸杞 20 克。将羊肉与生姜片一起放入热油锅内煸炒，烹入黄酒，然后倒入砂锅内，放入枸杞及香葱、清汤（或水），大火烧沸后，改用小火将肉炖烂，加入食盐调味即成，佐餐食用。本方滋肾温阳，补肝明目。（《中华食物疗法大全》修订本、《食物疗法全书》）

鸡 肉

【出处】《神农本草经》。

【来源】为雉科动物家鸡 *Gallus gallus domesticus* Brisson 的肉。

【药性】味甘，性温。归脾、胃经。

【功能】温中，益气，补精，填髓。

【用法用量】煮食或炖汁，适量。制作菜蔬，可炒、炖、蒸、焖、烧汤、卤制等。

【使用注意】

1. 鸡尾部凸起的实质体，清洗时应切除掉。

2. 凡实证，邪毒未清者慎服。

【现代研究】成分：鸡肉含蛋白质，脂肪，钙、磷、铁等元素，维生素 A（小鸡肉富含）、维生素 B_1、维生素 B_2、维生素 C、维生素 E，烟酸。另含胆固醇、3 - 甲基组氨酸。鸡肉含不饱和脂肪酸。

 眼病食疗方例

1. 用于年龄相关性白内障初起期，属肝肾亏虚者。

①沙苑菟丝鸡：净母鸡 1 只（除内脏，洗净），沙苑子（沙苑蒺藜）

100 克，菟丝子 50 克（二味用纱布包，扎口）。将沙苑子、菟丝子药包纳入鸡腹内，将鸡放进砂锅中，再加入黄酒、生姜、葱及适量水，大火煮至欲沸，撇去浮沫，煮沸，改用小火，炖至鸡烂熟，去药包，加食盐调味，再炖数分钟即可，佐餐食用。本方温补肝肾，明目。适宜于肾阳偏虚者。（《中华食物疗法大全》修订本）②枸杞山药蒸鸡。净母鸡 1 只（去爪，除内脏，洗净，下沸水锅焯数分钟），山药片（干品）30 克，枸杞子 30 克，水发香菇、水发笋片、火腿片各适量。将鸡腹向上，放在汤碗内，加入山药、枸杞子、香菇、笋片、火腿片及食盐、黄酒、清汤（或水），上笼蒸 2 小时，至鸡肉酥烂，佐餐食用。本方滋补肝肾，明目。适宜于肾阴偏虚者。（《眼科病食物疗法》）

2. 用于屈光不正（近视、远视、散光）引起的视疲劳，以及电脑视频终端引起的视疲劳（电脑视频终端综合征），属气血两虚者。

净母鸡 1 只（剖腹，除内脏），当归 30 克，党参 20 克（二味用纱布包，扎口）。将当归、党参药包纳入鸡腹内，置砂锅中，加适量水及葱、生姜、黄酒等调料，大火烧至欲沸，撇去浮沫，烧沸，改用小火煨至鸡肉熟烂，去药包，放入食盐调味，再煨数分钟即成，食肉饮汤。本方补气养血明目。（《中华食疗大观》）

3. 用于青少年近视眼的保健。

龙杞红枣童子鸡：仔公鸡 1 只（重约700克）（宰杀，去毛，去内脏，洗净），龙眼肉 30 克，枸杞子 30 克，红枣（去核）30 克。将龙眼肉、枸杞子、红枣洗净，一同纳入鸡腹腔，然后将全鸡放于大瓷碗中，腹面向上，再放生姜片、葱段于鸡上，加入黄酒、食盐和适量水，上盖，置蒸锅内蒸至鸡肉酥烂即成，淋麻油，分 2~3 次饮汤食鸡肉及龙眼肉、枸杞子、红枣。本方补气血，益肝肾，养心神。（《食疗》《中国食疗本草新编》）

4. 用于眼型重症肌无力症，属脾肺气虚者。

黄雌鸡 1 只（宰杀，去毛，去内脏，洗净），人参 9 克，生黄芪 60 克（二味用纱布包，扎口）。将人参、黄芪药包纳入鸡腹内，置于锅中，加适量水，大火烧至欲沸，撇去浮沫，烧沸，改用小火焖炖，至骨酥肉烂，取

出药包，不放调料，空腹食用，每日2次，2日食毕。本方健脾益肺补气。（《中国食疗大全》第三版）

【附】乌骨鸡　雉科动物乌骨鸡 *Gallus gallus domesticus* Brisson（家鸡的一种）去羽毛及内脏的全体。味甘，性平，归肝、肾、肺经。功能补肝肾，益气血，退虚热。乌骨鸡富含蛋白质，含铜、锌、锰等元素，还含胡萝卜素、乌鸡黑素等。眼病食疗应用：用于眼干燥症，属肝肾阴虚者。银耳杞子乌鸡汤：乌骨鸡1只（宰杀，去毛及内脏，撕去脂肪，斩脚），银耳30克（温水泡发，洗净），枸杞子30克。瓦煲内加入适量水，先用大火烧沸，然后放入乌骨鸡、银耳、枸杞子及生姜3片，改用中火煲3小时，加入食盐调味，佐餐食用。本方滋补肝肾，养阴生津，润燥明目。（《明目补脑饮食》）

备注：中医传统将鸡头肉及公鸡肉列为"发物"，为眼病特别是炎性眼病患者的禁忌食物，其机制待研究考证。

鸽

【出处】《嘉祐本草》。

【来源】为鸠鸽科动物原鸽 *Columba livia* Gmelin、家鸽 *Columba livia domestica* Linnaeus、岩鸽 *Columba rupestris* Pallas 的肉。

【异名】鹁鸽、飞奴。

【药性】味咸，性平。归肺、肝、肾经。

【功能】滋肾益气，祛风解毒，调经止痛。

【用法用量】煮食，适量。制作菜蔬，可炖、蒸、烧汤等。

【使用注意】一次性不宜多食。

【现代研究】

成分：鸽含粗蛋白质，粗脂肪，钙、铁、铜、锌等元素和维生素 A、维生素 B_1、维生素 B_2、维生素 E，烟酸，叶酸等。

药理：具补血作用，鸽营养液通过饮水给予，升高失血性贫血小鼠血红蛋白含量，增加贫血小鼠血细胞比容，提高血清铁的含量，降低贫血小鼠红细胞中游离原卟啉含量。

 眼病食疗方例

1. 用于年龄相关性白内障初起期。

鸽豆汤：肉鸽1只（约500克）（宰杀去毛，去内脏，洗净，切块），黄豆30克（洗净，水浸泡1~2小时）。二味共入锅中，加适量水及黄酒、生姜、葱等佐料，大火煮至欲沸，撇去浮沫，烧沸，改小火炖至肉熟豆烂，加食盐调味，再煨数分钟即成，佐餐食用，每日或隔日1剂，可常服。本方补肾健脾，益气明目。适用于脾肾不足者。(《中国药汤谱》)

2. 用于眼睑肌纤维颤搐（胞睑振跳、眼皮跳），属血虚生风者。

天麻炖鸽肉：鸽子1只（宰杀，退毛去内脏，洗净），天麻10克，僵蚕10克（二味用纱布包，扎口）。将天麻、僵蚕药包纳入鸽子腹中，加适量水及黄酒、生姜、葱等佐料，大火煮至欲沸，撇去浮沫，烧沸，改小火炖至鸽肉熟烂，除去药包，加食盐调味，再煨数分钟即成，饮汤食鸽肉，每日或隔日1剂。本方滋肾益阴，息风解痉。(《中华食物疗法大全》修订本)

猪 肉

【出处】《本草经集注》。

【来源】为猪科动物猪 *Sus scrofa domestica* Brisson 的肉。

【异名】豕肉、豚肉。

【药性】味甘、咸，性微寒。归脾、胃、肾经。

【功能】补肾滋阴，养血润燥，益气，消肿。

【用法用量】煮食，30~60克。制作菜蔬，可炒、红烧、蒸、卤制、制作食品馅心等。

【使用注意】

1. 湿热、痰滞内蕴者慎服。

2. 猪肉不宜多食，特别是肥肉。

3. 动脉硬化、高血压、高血脂、高血糖患者不宜食肥肉。

【现代研究】成分：猪的瘦肉和肥肉约分别含水分53%、6%，蛋白质16.7%、2.2%，脂肪28.8%、90.8%，碳水化合物1.1%、0.8%，灰分0.9%、0.1%。

眼病食疗方例

1. 用于慢性结膜炎，伴干涩不适。

苦瓜猪肉汤：猪瘦肉100克（切片），鲜苦瓜200克（去子，洗净，切块）。二味同入锅内，加适量水及精制油、黄酒，大火煮沸，改小火煲汤，汤成加食盐调味，佐餐食用，每日1剂。本方滋阴清热明目。（《中国保健食谱》）

2. 用于高度近视眼患者的保健。

女贞子炖肉：猪肉500克（切成小块），女贞子100克（用纱布包，扎口）。二味同放砂锅内，加适量水及黄酒，大火煮至欲沸，撇去浮沫，改小火，炖至肉熟烂，取出女贞子，加入食盐调味，分3~5天佐餐食用，每日1次。本方滋肾补肝明目。适用于肝肾阴虚者。（《中国保健食谱》）

3. 用于眼干燥症，属阴血亏虚者。

枸杞滑溜里脊片：猪里脊肉250克（洗净，切片，厚约0.3厘米），枸杞子50克。猪里脊肉用鸡蛋清、水淀粉拌匀，入油锅内略炸，捞出沥油备用；将枸杞子平分成二份，一份用水煎头、二煎，将两次煎汁用小火浓缩成约25毫升，加入葱末、生姜末、大蒜末、食盐、醋、黄酒、水淀粉等调成芡汁备用；另一份，上笼蒸20分钟备用；炒锅内置油加热，放入葱末、生姜末、蒜末，炒香后，放入炸好的猪里脊片及蒸过的枸杞，倒入用枸杞煎汁配成的芡汁，炒匀即成，佐餐食用，每日1次。本方滋阴润燥，补血明目。(《中国保健食谱》)

备注：中医传统将猪头肉列为"发物"，为眼病，特别是炎性眼病的禁忌食物，其机制待研究考证。

鹌 鹑

【出处】《食经》。

【来源】为雉科动物鹌鹑 *Coturnix coturnix*（Linnaeus）的肉或去羽毛及内脏的全体。

【异名】鹑、罗鹑、赤喉鹑、红面鹌鹑等。

【药性】味甘，性平。

【功能】补中益气，强壮筋骨。

【用法用量】煮食，1~2只。制作菜蔬，可炖、红烧、炒、焖、蒸、炸、烧汤等。

【使用注意】不宜与猪肉同食。

【现代研究】成分：鹌鹑含蛋白质，脂肪，钙、铁、磷等元素和维生素A、维生素B$_1$、维生素B$_2$、维生素C、维生素E，烟酸等。

【文献摘要】崔禹锡《食经》："养肝肺气，利九窍。"（引自《医心方》）《广西药用动物》："利水消肿。治小儿疳积。"

眼病食疗方例

1. 用于年龄相关性白内障初起期。

枸杞鹌鹑汤：鹌鹑 1 只（去毛及内脏，洗净），枸杞子 50 克。二味同放砂锅中，加适量水，再放入黄酒、生姜、葱等调料，大火烧至欲沸，撇去浮沫，烧沸，改小火炖煮 50 分钟左右，至鹌鹑肉熟烂，加食盐调味，再煨数分钟即成，佐餐食用。本方补脾气，益肝肾。（《中国保健食谱》）

2. 用于角膜软化症（维生素 A 缺乏病），夜盲及结膜干燥期，属脾虚气弱者。

鹌鹑 2 只（去毛及内脏，洗净，切块），胡萝卜 200 克（洗净，切片）。将二味同放入锅内，加适量水及黄酒，大火烧至欲沸，撇去浮沫，烧沸，改小火炖至肉熟，加入食盐调味，分 2 次佐餐食用，每日 1 剂。本方健脾益气，消疳明目。（《常见眼病食疗》）

第二节　内脏类

牛　肝

【出处】《名医别录》。

【来源】为牛科动物黄牛 *Bos taurus domesticus* Gmelin 或水牛 *Bubalus bubalis* Linnaeus 的肝。

【药性】味甘，性平。归肝经。

【功能】补肝，养血，明目。

【用法用量】煮食，适量。制作菜蔬，可炒、烧汤、卤制等。

【使用注意】牛肝中胆固醇含量高，高血压病、冠心病及高血脂患者不宜食用。

【现代研究】

成分：牛肝含蛋白质，脂肪，碳水化合物，钙、磷、铁等元素及维生素 A、维生素 B_1、维生素 B_2、维生素 C，烟酸。此外，还含各种酶，磷脂，高度不饱和脂肪酸二十碳四烯酸，胆固醇，以及肝糖原等。牛肝还含棕榈酸视黄酯，胆绿素还原酶。每百克牛肝中含维生素 A 18 300 国际单位（IU），其含量在牛、羊、鸡、鸭、猪 5 种动物的肝中排第 3 位。

药理：具有保肝作用，如从新生小牛肝细胞提取的肝细胞生长因子，动物实验表明在体内、外均有刺激肝细胞生长和促进肝细胞脱氧核糖核酸（DNA）合成的作用。

【文献摘要】《日用本草》："味甘，凉能明目，平肝气。"《本草纲目》："补肝，明目。"（引自《别录》）《本草蒙筌》："助肝血明目。"《现代实用中药》："适用于……小儿疳眼，夜盲。"

眼病食疗方例

1. 用于角膜软化症（维生素 A 缺乏病），夜盲及结膜干燥期。

苍术牛肝汤：牛肝 150 克（洗净，切片），苍术 15 克。二味共放入锅内，加适量水煎煮至肝熟，或先煎苍术，滤汁去渣，再将牛肝放入药汁中煮熟，分 2 次食肝饮汤，每日 1 剂。本方补肝健脾明目。（《中国民间百病自疗宝库》）

2. 用于年龄相关性白内障初起期。

牛肝枸杞汤：牛肝 100 克（洗净，切片，入沸水焯一下），枸杞子 15 克。先将枸杞子放入砂锅内，加适量水，用大火煮沸后，改用小火煮熬 30 分钟，捞出枸杞子，放入牛肝继续煮至牛肝片熟，加入食盐调味，淋上麻油，饮汤食肝，佐餐食用。本方滋补肝肾，养血明目。（《眼科病食物疗法》）

3. 用于慢性结膜炎。

蕤仁肉煲牛肝：蕤仁肉 15 克（洗净），牛肝 20 克（洗净，切片）。二味同入锅内，加适量水及黄酒、葱、生姜，大火烧沸后，改用小火煲 30 ~ 60 分钟，待汤成，加食盐调味，淋入麻油，饮汤食牛肝，每日或隔日 1 次。本方清热疏风，补肝明目。宜于干涩、胀痛、发痒、有分泌物，属血虚邪恋者。（《中国保健食谱》）

备注：蕤仁为蔷薇科植物单花扁核木的核仁，味甘，性微寒。归心、肝经。功能疏风散热，养肝明目，安神。

羊　肝

【出处】《药性论》。

【来源】为牛科动物山羊 *Capra hircus* Linnaeus 或绵羊 *Ovis aries* Linnaeus 的肝。

【药性】味甘、苦，性凉。归肝经。

【功能】养血，补肝，明目。

【用法用量】煮食，30~60克。制作菜蔬，可炒、烧汤、卤制等。

【使用注意】羊肝中胆固醇含量较高，高血压病、冠心病及高血脂患者不宜食用。

【现代研究】成分：羊肝含蛋白质，脂肪，碳水化合物，钙、磷、铁等元素及维生素A、维生素B_1、维生素C，烟酸等。每百克羊肝中含维生素A 29900国际单位（IU），其含量在牛、羊、鸡、鸭、猪5种动物的肝中排第2位。

【文献摘要】《药性论》："青羊肝服之明目。"《千金要方·食治》："补肝明目。"《本草汇言》："羊肝补肝，以类相从也。肝开窍于目，肝热则目赤，肝虚则目昏，或生翳障。羊肝苦寒甘补，肝病目病药中，捣和为丸服。明目诸方，无出于此。"《神农本草经疏》："性冷。疗肝风虚热，目赤暗无所见。"《东北动物药》："滋补强壮。治夜盲，贫血及虚弱消瘦。"《内蒙古药用动物》："益血。治肝虚目暗昏花、青盲、障翳。"

 眼病食疗方例

1. 用于角膜软化症（维生素A缺乏病），夜盲及结膜干燥期。

①羊肝羹：羊肝1具。将羊肝洗净，去筋膜，切片，入沸汤中，变色无血时为熟，趁热调入少量食盐，分2次饮汤食肝，每日1剂。本方补肝养血明目。（《中国民间百病自疗宝库》）②羊肝粥：羊肝60克（洗净，切片），葱3根（洗净，切段），粳米100克。将羊肝、葱入油锅内，同炒片刻倒出；空锅内加适量水，煮沸后加入粳米，煮至米熟，再放入羊肝，煮至肝熟即成，可加食盐调味，吃粥食肝，每日1剂。本方补肝健脾明

目。(《百病食疗偏方》)

2. 用于年龄相关性白内障初起期，属肝肾亏虚者。

韭菜炒羊肝，与韭菜同用，以益肾补肝明目。详见第二章第二节韭菜条。

3. 用于屈光不正（近视、远视、散光）引起的视疲劳，及电脑视频终端引起的视疲劳（电脑视频终端综合征），属血不养睛者。

当归肝：羊肝（或猪肝）60克（洗净），当归片10克。将二味同入砂锅内，加适量水，再放入黄酒、生姜、葱，煮至羊肝熟透，捞出晾凉，切成薄片食用，食时可加酱油、醋、麻油等调料，每日1剂，可常服。本方养血活血，益肝明目。(《养生保健药膳五百法》)

4. 用于青少年近视眼的保健。

羊肝二黑粥：羊肝50克（洗净，切薄片），黑豆50克（洗净，水浸泡1~2小时），黑米50克。先将黑豆、黑米加适量水，大火烧沸后，改小火煮至粥将成时，放入羊肝及生姜丝适量，继续煮至肝熟粥成，放入食盐调味，淋麻油，调匀即成，顿服或分2次空腹食用，每日1剂。本方益气血，补肝肾，强身健体。(《中国食疗本草新编》)

鸡 肝

【出处】《名医别录》。

【来源】为雉科动物家鸡 Gallus gallus domesticus Brisson 的肝。

【药性】味甘，微温。归肝、肾、脾经。

【功能】补肝肾，明目，消疳。

【用法用量】水煎服，适量。制作菜蔬，可炒、烧汤、卤制等。

【使用注意】鸡肝中胆固醇含量高，高血压病、冠心病及高血脂患者不宜食用。

【现代研究】

成分：含蛋白质，脂肪，碳水化合物，钙、磷、铁等元素及维生素A、维生素 B$_1$、维生素 B$_2$、维生素 C，烟酸等。每百克鸡肝中含维生素 A 50 900 国际单位（IU），其含量在牛、羊、鸡、鸭、猪 5 种动物的肝中排第 1 位。

药理：鸡肝可用于提取超氧化物歧化酶（SOD），SOD 能清除体内超氧自由基，保护生物分子免受超氧自由基的破坏。

【文献摘要】《本草纲目》："疗风虚目暗。"《神农本草经疏》："今人用以治少儿疳积，眼目不明者，取其导引入肝气，类相感之用也。"《药性切要》："磨疳积翳目。"《食物中药与便方》增订本："明目，治夜盲。"

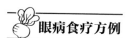

眼病食疗方例

1. 用于角膜软化症（维生素 A 缺乏病），夜盲及结膜干燥期。

①鲜鸡肝 1~2 具。将鸡肝洗净，在烧沸的汤中烫 20 分钟左右，至肝变色无血时为熟，捞出，蘸食盐或酱油顿食，每日 1 次，连食 3~5 天为 1 个疗程。本方补肝明目，消疳。（《食物中药与便方》增订本）②蜜糖蒸鸡肝：鸡肝 1~2 具（洗净），蜂蜜 25 克。将鸡肝与蜂蜜放入碗内，拌匀，置锅中隔水蒸熟，顿服，每日 1 次。本方益肝肾，调脾胃，润燥明目。便溏者不宜服。（《中国食疗名方 300 首》）③鸡肝粥：鸡肝 2 具（洗净），粳米 100 克，先将米加适量水煮粥，粥欲成，再放入鸡肝，煮至粥成肝熟，加食盐调味即可，分早、晚 2 次服。本方补肝健脾明目。（《百病食疗》）④鸡肝蒸夜明砂：鸡肝 1 具（洗净，切片），夜明砂 10 克（洗净，纱布包，扎口）。将鸡肝、夜明砂及适量生姜丝放入碗中，注入清水约 200 毫升，隔水蒸，肝熟，取出药包，放入食盐调味，淋麻油，乘热食肝喝汤，每日 1 剂。本方补肝养血，清肝消疳。（《中国食疗本草新编》）

2. 用于屈光不正（近视、远视、散光）引起的视疲劳，及电脑视频终端引起的视疲劳（电脑视频终端综合征），属血不养睛者。

鲜鸡肝 100 克（洗净），水发银耳 50 克（洗净，掰开），枸杞子 25 克。将适量清鸡汤（或水）煮沸，加入银耳、枸杞子、鸡肝及食盐、胡椒粉，煮熟即成，佐餐食用。本方补肝血，滋肾阴，明目。本方亦用于年龄相关性白内障初起期。（《中华食疗大观》）

【附】鸡胆 雉科动物家鸡的胆囊。味苦，性寒。归肝经。功能清热解毒，祛痰止咳，明目。眼病食疗应用：用于急性结膜炎，热毒较重者。鸡胆 2 枚，白糖适量。取胆汁置碗内，蒸熟后调白糖服，每日 1 次。本方清热解毒，退赤明目。（《临床食疗手册》）

鸭 肝

【出处】《医学衷中参西录》。

【来源】为鸭科动物家鸭 *Anas domestica* Linnaeus 的肝。

【药性】味甘，性凉。归肝经。

【功能】补肝明目，益虚止痢。

【用法用量】煮食，适量。制作菜蔬，可炒、烧汤、卤制等。

【使用注意】鸭肝中胆固醇含量高，高血压病、冠心病及高血脂患者不宜食用。

【现代研究】成分：鸭肝含蛋白质，脂肪，碳水化合物，钙、磷、铁等元素及维生素 A、维生素 B_1、维生素 B_2、维生素 C，烟酸等。每百克鸭肝中含维生素 A 8900 国际单位（IU），其含量在牛、羊、鸡、鸭、猪 5 种动物的肝中排第 4 位。

【文献摘要】《医学衷中参西录·医案·痢疾门》："尝阅李氏《本草纲目》，鸭肉性凉善治痢，鸭蛋之腌咸者亦善治痢，而未尝言及鸭肝。然痢之为病，多系肝火下迫肠中，鸭肉凉想鸭肝亦凉，此症先泻后痢，身体羸弱，其肝经热而且虚可知，以鸭肝泻肝之热，即以鸭肝补肝之虚，此所谓脏器疗法，是以奏效甚速也。且又香美适口，以治孺子之苦于服药者为尤宜也。"《中华食疗大观》："可用于治肝虚目暗、视物昏花等症。"

 眼病食疗方例

1. 用于年龄相关性白内障初起期。

黑木耳炒鸭肝：鸭肝 100 克（洗净，切成薄片，用黄酒、食盐、淀粉上浆拌匀），水发黑木耳 50 克（洗净，掰开）。炒锅上火，下精制油烧至八成热，先放入鸭肝炒至欲熟，倒入黑木耳及少量水，烧至木耳熟，再倒入芡汁（酱油、黄酒、葱丝、生姜丝、蒜茸、湿淀粉、白糖、醋、少量水混合搅匀而成）烧沸即成，佐餐食用。本方补肝养血，益气明目。（《眼科病食物疗法》）

2. 用于单纯疱疹性角膜炎，角膜浅层病变恢复阶段。

谷精草炖鸭肝：鸭肝 1~2 具（洗净，切片），谷精草 30~60 克（纱布包，扎口）。将二味同放入炖盅内，加适量开水，盖上盅盖，放入蒸锅中隔水炖约 1 小时，取出谷精草药包，加食盐，淋麻油即成，饭后服，饮汤食肝，每日 1 次。本方清肝补肝，散邪退翳。本方亦用于细菌性角膜炎的恢复阶段。（《中华古今药膳荟萃》）

备注：鸭肝在历代本草书籍中少有记载，《中华本草》中亦未收录。将鸭肝作为药用，见于《医学衷中参西录》。

猪 肝

【出处】《千金要方·食治》。

【来源】为猪科动物猪 *Sus scrofa domestica* Brisson 的肝。

【药性】味甘、苦，性温。归脾、胃、肝经。

【功能】养肝明目，补气健脾。

【用法用量】煮食或水煎服，60~150克。制作菜蔬，可炒、烧汤、凉拌、卤制等。

【使用注意】

1. 猪肝中胆固醇含量较高，高血压病、冠心病及高血脂患者不宜食用。

2. 有病的变色或有结节的猪肝不能食用。

【现代研究】

成分：猪肝含蛋白质，脂肪，碳水化合物，钙、磷、铁等元素及维生素A、维生素B_1、维生素B_2、维生素C，烟酸等。每百克猪肝中含维生素A 8700国际单位（IU），其含量在牛、羊、鸡、鸭、猪5种动物的肝中排第5位。

药理：具有保肝作用。如从乳猪肝制取的肝细胞生长因子，具有刺激肝细胞生长和促进肝细胞DNA合成作用。

【文献摘要】《千金要方·食治》："主明目。"《本草纲目》："补肝明目，疗肝虚浮肿。"《本草求原》："治肝虚目暗，目赤，雀目。"《广西药用动物》："治妇女干病，风热目雾，小儿疳积。"

🐝 眼病食疗方例

1. 用于角膜软化症（维生素A缺乏病），夜盲及结膜干燥期。

①猪肝100克。将猪肝洗净切片，加水2碗煎至1碗，加盐调味，饮汤食猪肝，每日1剂。本方补肝养血明目。（《古今家庭食疗方法精选》）②猪肝粥：猪肝100克（洗净，切细，浸入酱油中，加入生姜末，拌匀），粳米100克。先将粳米加适量水煮粥，米将熟时放入猪肝，稍煮片刻，再放入葱花、食盐及麻油即可，分早、晚2次温热食用，每日1剂。本方补肝养血，益气明目。（《常见疾病食疗与食补》）③猪肝40克（洗净，切片），苍术10克。二味同入锅内，加适量水煎煮20分钟，饮汤，猪肝蘸酱油服，顿服或分2次食用，每日1剂。本方补肝养血，健脾明目。（《眼病食疗》）

2. 用于慢性结膜炎。

①玄参炖猪肝：猪肝500克（洗净，不改刀），玄参15克（纱布包，

扎口）。将二味同放入锅内，加适量水，约煮 1 小时后，捞出猪肝，切成薄片，煎汁亦留用；炒锅内放入精制油，烧至九成热时，放入葱末、生姜末，煸香后，再放入猪肝片，加入黄酒、酱油、糖及适量猪肝、玄参煎汁，用大火收汁，最后用湿生粉勾芡，使汤汁明透即成，佐餐食用。本方养血滋阴清热。慢性结膜炎伴干涩、视糊者尤宜。本方亦可用作慢性葡萄膜炎患者的保健。(《中国药膳》) ②猪肝桑叶汤：猪肝 100 克（洗净，切片），桑叶（干品）15 克（纱布包，扎口）。先将锅内加适量水，煮沸，放入猪肝、桑叶，待猪肝熟后，取出桑叶药包，加食盐调味，饮汤食猪肝，分早、晚 2 次服。本方疏风清热，养肝明目。慢性结膜炎伴干涩、发痒者尤宜。(《中华食疗大观》)

3. 用于年龄相关性白内障初起期。

枸杞猪肝汤：猪肝 100 克（洗净，切片），枸杞子 50 克（水泡软）。炒锅加热，放入精制油，煸炒猪肝片，加入黄酒、生姜、葱、食盐，继续煸炒，加入适量水，放入枸杞子共煮，煮至猪肝熟透，再加少量胡椒粉调味即成。当汤佐餐食用。本方补肝血，填肾精，明目。(《眼科病食物疗法》)

4. 用于屈光不正（近视、远视、散光）引起的视疲劳，及电脑视频终端引起的视疲劳（电脑视频终端综合征），属血不养睛者。

猪肝 200 克（洗净，切片），鸡蛋 2 只，葱白 8 段。先将猪肝煲汤，待肝熟后，将鸡蛋打散倒入，搅匀，加葱白，再煮片刻，加食盐调味即成，佐餐食用，每日 1 剂。本方补肝养血，升发清阳，明目。本方亦可用于青少年假性近视的防治。(《中华食疗大观》)

5. 用于眼部恶性肿瘤手术及化疗、放疗后。

猪肝蘑菇荸荠西红柿汤，与蘑菇、荸荠、西红柿同用，以益气补血，清热生津。详见第三章第一节蘑菇条。

6. 用于黑眼圈防治。

白木耳滚猪肝汤，与银耳、红枣同用，以补气益血润肤。详见第三章第一节银耳条。

【附】猪胆　猪科动物猪的胆汁。味苦，性寒。归肝、胆、肺、大肠经。功能清热，润燥，解毒。眼病食疗应用：可用于急性结膜炎，热毒较重者。猪胆1枚，白糖适量。取胆汁置碗内，蒸熟，调入白糖服，每日1剂。本方清热解毒，润燥退赤。（《常见病民间饮食疗法》）

猪 肾

【出处】《名医别录》。

【来源】为猪科动物猪 *Sus scrofa domestica* Brisson 的肾。

【异名】猪腰子。

【药性】味咸，性平。归肾经。

【功能】补肾益阴，利水。

【用法用量】煎汤或煮食，15～150克。制作菜蔬，可炒、炖汤等。

【使用注意】

1. 不宜长期食用。

2. 猪肾中胆固醇含量较高，高血压病、冠心病及高血脂患者不宜食用。

【现代研究】

成分：猪肾含蛋白质，脂肪，钙、磷、铁等元素，维生素 B_1、维生素 B_2、维生素 C，烟酸等。

药理：从猪肾制取的猪肾谷酰胺酶较天冬酰胺酶有更强的抗癌作用，因某些癌细胞的谷酰胺合成缓慢而利用较快；猪肾也可作为制取磷酸二酯酶的原料，给猫静脉注射此酶可引起血压下降。

【文献摘要】《本草纲目》："盖猪肾性寒，不能补命门精气，方药所用，借其引导而已。"

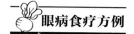 **眼病食疗方例**

1. 用于年龄相关性白内障初起期。

与木耳同用，以补肾明目。详见第三章第一节木耳条。

2. 用于流泪症，泪道通畅，属老年体虚者。

党参芡实煨猪肾，与党参、芡实同用，以补肾益气，固窍敛泪。详见第一章第一节芡实条。

猪 胰

【出处】《药对》。

【来源】为猪科动物猪 *Sus scrofa domestica* Brisson 的胰脏。

【药性】味甘，性平。

【功能】益肺，补脾，润燥。

【用法用量】煮食或水煎服，适量。

【使用注意】不宜多食。

【现代研究】

成分：猪胰含胰高血糖素，胰岛素，胰酶等各种酶。

药理：猪胰中提取的胰岛素最主要的作用是降低血糖，猪胰中所含胰高血糖素主要是升高血糖；从猪胰制取的激肽释放酶能舒张毛细血管和小动脉，使血压下降，增加冠状动脉、脑和视网膜等处的血流量；从猪、羊、牛等胰脏制取的胰蛋白酶和从猪胰制取的糜胰蛋白酶有抗炎消肿作用。

【文献摘要】《本草求原》："治脾虚冷痢，舌上生疮，腹鸣心闷，脚酸痛，经闭无力，两肋虚胀，去翳，手足唇裂。"

眼病食疗方例

1. 用于流行性角结膜炎，充血消退，角膜上皮下遗留粗点样混浊。

猪胰荸荠汤，与荸荠、蝉蜕、蛇蜕合用，以清热解毒，退翳明目。详见第二章第三节荸荠条。

2. 用于非增生性糖尿病视网膜病变，伴口干唇燥，舌红少津，属阴虚燥热者。

猪胰黄精二冬汤：猪胰 1 条（刮去油膜，洗净，切成片），黄精 30 克，天门冬 15 克，麦门冬 15 克（三味同用纱布包，扎口）。将猪胰片与黄精、天门冬、麦门冬药包同入砂锅内，加适量水，煨煮至猪胰熟，取出药包，加黄酒、葱花、生姜末、食盐等调味即成，当汤佐餐，随意食用，当日食完。本方滋阴清热，润燥明目。（《眼科病食物疗法》）

第三节　奶蛋类

牛　乳

【出处】《本草经集注》。

【来源】为牛科动物黄牛 *Bos taurus domestica* Gmelin 的乳汁。现食用的牛乳系普通牛种经高度选育而成的专门化乳用品种，如黑白花牛所产的乳汁。

【异名】牛奶。

【药性】味甘，性微寒。归心、肺、胃经。

【功能】补虚损，益肺胃，养血，生津润燥，解毒。

【用法用量】加热饮，适量。

【使用注意】脾胃虚寒大便溏泄者不宜饮用。

【现代研究】

成分：牛乳含的蛋白质，主要是酪蛋白、白蛋白和球蛋白，此三种蛋白质均含有人体必需的全部氨基酸。牛乳含的脂肪，主要是棕榈酸、硬脂酸的甘油酯，也含少量丁酸、己酸、辛酸等低级脂肪酸，还含少量卵磷脂、胆固醇、色素。牛乳中的糖主要是乳糖。牛乳含的维生素，包括维生素 A、维生素 B_1、维生素 B_2、维生素 C 和烟酸、叶酸、泛酸、生物素、乳清酸、吡哆醇等，还含钙、磷、铁、镁、钾、钠等元素及胡萝卜素，肌醇、胸腺嘧啶等。

药理：牛初乳制剂有降血糖作用；从牛乳中分离出的乳清酸和胸腺嘧

啶能抑制胆固醇生物合成酶，有降血胆固醇作用。此外，牛乳还有抗感染、抑癌等作用。

【文献摘要】《遵生八笺·饮馔食用》："补血脉，益心气，长肌肉，令人身体康强润泽，面目光悦，志不衰。"

眼病食疗方例

1. 用于青少年假性近视眼的防治。

牛奶 1 杯，鸡蛋 1 只，蜂蜜 1 匙。先将牛奶加热，冲入充分打匀的鸡蛋，用小火煮沸，鸡蛋熟后，离火待温，再加入蜂蜜，早餐后服，或当早点，同时加服面包、馒头等。本方补充蛋白质、脂肪、钙、磷及多种维生素，增强睫状肌的肌力与巩膜的坚韧性。（《眼病食疗》）

2. 用于年龄相关性白内障初起期。

①牛奶 250 毫升，鸡蛋 1 只。将鸡蛋打散，冲入牛奶中，煮沸后服，每日 1 次。本方益虚明目。（《中华食疗大观》）②桑椹牛奶茶：牛奶与桑椹子同用，以滋补肝肾明目。详见第一章第二节桑椹子条。

3. 用于电光性眼炎，畏光、刺痛、流泪。

新鲜牛奶适量。将新鲜牛奶装入消毒的滴眼瓶中，滴眼，每 2 小时 1 次。本方润燥，解毒，止痛。（《常见病食品疗法》）

鸡 蛋

（本草正名：鸡子）

【出处】《随息居饮食谱》。

【来源】为雉科动物家鸡 *Gallus gallus domesticus* Brisson 的卵。

【异名】鸡卵。

【药性】味甘，性平。归肺、脾、胃经。

【功能】滋阴润燥，养血安胎。鸡子白：润肺利咽，清热解毒。鸡子黄：滋阴润燥，养血息风。

【用法用量】煮食，1~2只。制作菜蔬，可炒、煎、煮、蒸、烧汤、作羹、制作糕点等。外用：取黄、白调敷。

【使用注意】

1. 鸡蛋不宜生食。

2. 蛋黄的胆固醇含量较高，高血压、动脉血管粥样硬化的患者及老年人不宜多食。

【现代研究】

成分：鸡蛋内含有蛋白质，脂肪，糖类，卵磷脂，胆固醇，铁、磷、钙、镁等元素及维生素 A、维生素 B_1、维生素 B_2，烟酸等。

药理：鸡蛋具有滋补强壮作用。鸡蛋白的蛋白质含所有人体必需的氨基酸。鸡蛋黄中的卵磷脂有利于消除疲劳、增强记忆、防止生物膜老化、溶化和消除过氧化脂质，对活化脑细胞功能，防止衰老也有重要意义。此外，鸡蛋黄中的卵磷脂还具有调节血脂的作用，它可以促进胆固醇和蛋白质结合而降低血浆胆固醇，减轻脂质对血管壁的浸润。

【文献摘要】《药性论》："能治目赤痛。"《名医别录》：卵白"治目热赤痛……"《本经逢原》：鸡子清"治伏热目赤喉痛。"

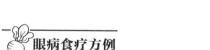

眼病食疗方例

1. 用于角膜软化症（维生素 A 缺乏病），夜盲及结膜干燥期。

鸡蛋 2~3 只。将鸡蛋煮熟，去蛋白留蛋黄，1 次服，隔日 1 次。本方滋阴养血明目，补充维生素 A。（《禽蛋疗法》，郭海英编著）

2. 用于年龄相关性白内障初起期。

枸杞蒸鸡蛋：鸡蛋 2 只，枸杞子 15 克（水泡软）。将鸡蛋打入碗内，搅拌成糊状，加入蛋液2倍的水，放入枸杞子及精制油、食盐，再搅打十余次，置蒸锅内蒸30分钟即成，淋入麻油，佐餐食用。本方滋补肝肾，养血明目。(《眼科病食物疗法》《中国食疗大典》)

3. 用于青少年假性近视眼的防治。

与牛奶、蜂蜜同用，以补充蛋白质、脂肪、钙、磷及多种维生素，增强睫状肌的肌力与巩膜的坚韧性。详见本节牛奶条。

4. 用于眼睑肌纤维颤搐（胞睑振跳、眼皮跳），属血虚生风者。

鸡血鸡蛋汤：鸡蛋2只，鸡血100克（切片）。锅内加适量水，放入食盐、精制油，烧沸后，倒入鸡血，待鸡血煮熟后，再倒入搅匀的鸡蛋，蛋熟即成，分早、晚2次食用。本方养血息风。(《中华食物疗法大全》修订本)

5. 用于睑腺炎，未化脓，眼睑红肿，疼痛较重者。

拈痛散（亦名神仙拈痛散）：鸡蛋清1只，生明矾（拣上白明透者佳，研极细如粉样）适量。将明矾末放入蛋清中，调成糊状，以棉棒蘸药糊涂患处，药糊干后再涂，保持局部湿润，涂时勿使药糊入眼内，患眼可用纱布包封。本方清热解毒，消肿止痛。本方亦可用于眼睑脓肿、急性泪囊炎等病未化脓者。(《审视瑶函》)

6. 用于慢性眼睑湿疹，眼睑糜烂、渗出、结痂，瘙痒。

鸡蛋1枚。取蛋清置于杯内，用玻璃棒充分搅打，以棉签蘸蛋清，涂搽患处，每日5~6次。本方清热解毒，止痒消肿。(《眼病食疗》)

鸭 蛋

（本草正名：鸭卵）

【出处】《医钞类编》。

【来源】为鸭科动物家鸭 *Anas domestica* Linnaeus 的卵。

【异名】鸭子、鹜实等。

【药性】味甘，性凉。

【功能】滋阴，清肺，平肝，止泻。

【用法用量】煮食，1～2只。制作菜蔬，可炒、蒸、腌制成蛋、制作皮蛋、制作糕点等。

【使用注意】

1. 本品宜盐腌煮食。

2. 蛋黄的胆固醇含量较高，高血压、动脉血管粥样硬化的患者及老年人不宜多食。

【现代研究】成分：鸭蛋含蛋白质，脂肪，糖类，卵磷脂，胆固醇，钙、磷、铁、镁、钾、钠、氯等元素及维生素 A、维生素 B_1、维生素 B_2，烟酸等。

【文献摘要】《食物中药与便方》增订本："皮蛋：清凉，明目，平肝。"

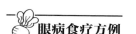
眼病食疗方例

1. 用于年龄相关性白内障初起期。

鸭蛋2只（煮熟，渍冷水，去壳，在蛋表面竖向划数刀，深达蛋白的三分之二），冬虫夏草3克。将冬虫夏草用水煎头、二煎，每次煎时放入熟鸭蛋1只，先用大火煮沸，再改用小火煎煮40分钟，食蛋饮汤，头、二煎分2天服，服二煎时，连同冬虫夏草一道嚼碎服下。本方滋阴益肾明目。偏于肝肾阴虚者尤宜。（《中华食疗大观》）

2. 用于慢性结膜炎，涩痛、视糊者。

枸杞头鸭蛋汤，与枸杞叶同用，以清热滋阴明目。详见第二章第四节枸杞叶条。

鸽 蛋

（本草正名：鸽卵）

【出处】《吉林中草药》。

【来源】 为鸠鸽科动物原鸽 *Columba livia* Gmelin、家鸽 *Columba livia domestica* Linnaeus 产的卵。

【药性】味甘、咸，性平。

【功能】补肾益气，解疮痘毒。

【用法用量】煮食，适量。制作菜蔬，可炖汤、作羹等。

【使用注意】脾胃虚弱者不宜多食。

【现代研究】成分：鸽蛋含蛋白质，脂肪、钙、磷、铁等元素，糖类等。

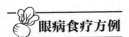 眼病食疗方例

用于年龄相关性白内障初起期。

①淡菜蒸鸽蛋：鸽蛋 10 只，淡菜 20 克（沸水浸泡，待其涨发后切碎，剁成淡菜细末）。先将鸽蛋打入蒸碗内，充分搅匀，加葱花、生姜末、食盐，再撒入淡菜末及加适量水，继续搅匀，放入蒸锅中蒸 15～20 分钟后取出，淋入麻油即成，佐餐食用，或当点心食用。本方补肝肾，益精血，明目。（《眼科病食物疗法》）②银耳鸽蛋汤：与银耳同用，以滋阴益气，补肾明目。详见第三章第一节银耳条。③鸽蛋海参汤：与海参、香菇等同用，以益肝肾，补气血，明目。详见第五章第三节海参条。

鹌鹑蛋

【出处】《山东药用动物》。

【来源】为雉科动物鹌鹑 *Coturnix coturnix*（Linnaeus）的卵。

【异名】鹌鹑卵、鹑卵。

【药性】味甘、淡，性平。归脾、胃经。

【功能】补虚，健胃。

【用法用量】煮食，适量。制作菜蔬，可红烧、烧汤、卤制等。

【使用注意】鹌鹑蛋蛋黄的胆固醇含量高，高血压、动脉血管粥样硬化的患者及老年人不宜多食。

【现代研究】成分：鹌鹑蛋含较高的蛋白质，脑磷脂，卵磷脂，铁，维生素 A 及赖氨酸，胱氨酸等。

眼病食疗方例

用于年龄相关性白内障初起期。

①枸杞当归煲鹌鹑蛋：鹌鹑蛋 10 只，枸杞子 30 克，当归 30 克。三味洗净，同入砂锅，加适量水，煨煮 30 分钟，取出鹌鹑蛋，冷水渍，去壳，再回入锅中，大火烧沸后，小火煨 10 分钟即成，饮汤食蛋，早、晚分 2 次服，当日食完。本方滋补肝肾，养血明目。（《眼科病食物疗法》）②海参蒸鹌鹑蛋：与海参、枸杞子同用，以益肝肾，补气血，明目。详见第五章第三节海参条。

第五章

水产类

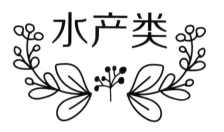

第一节　鱼虾类

乌　鱼

（本草正名：鳢鱼）

【出处】《滇南本草》。

【来源】为鳢科动物乌鳢 *Ophicephalus argus* Cantor 的肉。

【异名】蠡鱼、黑鱼、乌鳢、蛇皮鱼、乌棒、活头才鱼、生鱼等。

【药性】味甘，性凉。归脾、胃、肺、肾经。

【功能】补脾益胃，利水消肿。

【用法用量】煮食或火上烤熟食，250～500 克。制作菜蔬，可烧汤、炒、红烧等。

【使用注意】乌鱼性凉，寒湿盛者慎服。

【现代研究】

成分：乌鱼含蛋白质，脂肪，钙、磷、铁等元素，维生素 B_1、维生素 B_2，烟酸。另外，肌肉中还含组氨酸和 3－甲基组氨酸。斑鳢含二十二碳六烯酸，二十碳五烯酸。

药理：提取液可降低小鼠体内脂质过氧化物，提高能消除自由基的超氧化物歧化酶的活性；提取液对小鼠增强记忆及抗疲劳能力的效果显著；提取液还有明显促进伤口愈合的效果。

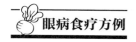 **眼病食疗方例**

1. 用于急性结膜炎，伴眼睑及球结膜水肿。

斑鳢1条（体重300～400克）（去鳞和内脏，洗净），鲜葛菜（薪菜）30～60克（洗净）。锅内加适量水，烧沸后，放入斑鳢和生姜片，小火炖至汤汁呈白色时，再放入葛菜，同炖至熟，加食盐，淋麻油，趁热饮汤食鱼及菜。本方清热解毒，利水消肿。（《水产品营养与药用手册》《中国食疗本草新编》）

2. 用于年龄相关性白内障初起期。

枸杞黑鱼米：黑鱼肉200克（洗净后切成米粒状），枸杞子20克（洗净，蒸熟），鸡蛋1只。先将鸡蛋和少许淀粉调成蛋糊，取黑鱼粒蘸拌蛋糊后入热油锅内炸透，捞出，控干油；锅内留底油，加入葱花、生姜末及少许酱油，炒出味，倒入炸好的黑鱼粒，放入黄酒、食盐、白糖，翻炒片刻，淋上剩余的鸡蛋糊，再放入枸杞子，拌炒几下，淋上麻油，稍拌即成，佐餐食用。本方补脾养血，滋肾益肝。（《眼科病食物疗法》）

3. 用于中心性浆液性脉络膜视网膜病变恢复阶段，黄斑部水肿（盘状神经上皮浆液性脱离）未完全吸收。

苦瓜乌鱼片：乌鱼片100克，苦瓜150克（去蒂柄及子，洗净，切片），黑木耳20克（温水泡发，洗净，撕碎）。将乌鱼片与苦瓜片同入油锅，急火熘炒，再加入黑木耳、食盐、葱、生姜、黄酒，炒至乌鱼片发白，加少量水，熟透即成，佐餐食用。本方滋阴降火，健脾利水，明目。（《眼科病食物疗法》）

备注：①斑鳢与乌鳢同属不同种，两者形态、习性均极相似，功用相同。②葛菜，即薪菜，又名干油菜、野油菜、石豇豆、江剪刀草、野雪里蕻、山芥菜等，味辛，性凉。具清热，解毒，利尿，活血，止咳等功效。

泥 鳅

【出处】《滇南本草》。

【来源】 为鳅科动物泥鳅 *Misgurnus anguillicaudatus*（Cantor）、花鳅 *Cobitis taenis* Linnaeus 、大鳞泥鳅 *Misgurnus mizolepis*（Günther） 的全体。

【异名】 鳛、鳅鱼、鳛鱼、粉鳅、和鳅等。

【药性】 味甘，性平。归脾、肝、肾经。

【功能】 补益脾肾，利水，解毒。

【用法用量】 煮食，100～250 克。制作菜蔬，可烧汤、红烧、焖、炖、炒、炸等。

【使用注意】 食用前宜将泥鳅放在清水中喂养数天，可消除泥鳅的土腥味。或在水中加入少量食盐，可促使泥鳅肠内污物快速排泄。

【现代研究】

成分：泥鳅含蛋白质，脂肪，糖类，钙、磷、铁等元素，维生素 A、维生素 B_1、维生素 B_2，烟酸，还含多种酶，嘌呤，嘧啶类，F－型前列腺素等成分。泥鳅肌肉含天冬氨酸氨基转移酶（谷草转氨酶）。泥鳅卵含凝集素和细胞毒素。

药理：泥鳅多糖能够有效地清除活性氧，对 DNA 链具有良好的保护作用。泥鳅还有降血糖、调节血脂、调节免疫活性、提高耐氧能力、抗炎、强身保健等作用。

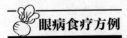 眼病食疗方例

1. 用于老视（老花眼）的保健。

枸杞菟丝子泥鳅汤：泥鳅 90 克（去内脏，洗净），枸杞子 30 克，菟

丝子 15 克，桑椹子 15 克（三味用纱布包，扎口）。将泥鳅与枸杞子、菟丝子、桑椹子药包同入锅内，加适量水及生姜、黄酒、食盐，大火煮沸后，小火煮 1 小时，除去药包，饮汤食鱼。本方养肝明目，益肾防衰。（《疾病饮食疗法（一）》）

2. 用于非增生性糖尿病视网膜病变，血糖不稳定。

泥鳅炖豆腐：泥鳅 300 克（放进竹篓内盖好，用热水烫死，去鳃及肠杂，洗净，切成 3 厘米长的小段），天花粉 10 克，黄芪 30 克，嫩豆腐 25 克（切成小块）。先将天花粉、黄芪同放入砂锅，加水浓煎头煎与二煎，每次约 30 分钟，合并 2 次煎汁，浓缩至 200 毫升，盛入碗中备用；将泥鳅与豆腐同入锅中，加适量水，大火煮沸，烹入黄酒，改用小火炖 30 分钟，待泥鳅段酥烂，加入天花粉、黄芪浓缩液，拌和均匀，加入食盐、五香粉，再煮至沸即成，佐餐食用。本方滋阴益气，明目降糖。（《眼科病食物疗法》）

海 鳗

【出处】《日华子本草》。

【来源】为海鳗科动物海鳗 Muraenesox cinereus（Forskal）的全体。

【异名】海鳗鲡、狗鱼、狗头鳗、狼牙鳝、海鳝、鳗鱼（福建）等。

【药性】味甘，性温。归肺、肝、肾经。

【功能】补虚损，润肺，祛风通络，解毒。

【用法用量】炖食，适量。制作菜蔬，可红烧、蒸、炖、焖、烤、烧汤等。

【现代研究】成分：鳗鱼肉含蛋白质，脂肪，碳水化合物，维生素 A，并含铁、钙、磷等元素。鳔含蛋白质，脂肪，胶体物。脑、卵巢含脑磷脂，神经磷脂，胆固醇。皮黏液含蛋白毒素。全鱼还含生长激素和促性腺激素。

【文献摘要】《中国药用海洋生物》："祛风明目，活血通络，解毒消炎。用于面神经麻痹……急性结膜炎……"

眼病食疗方例

用于角膜软化症（维生素 A 缺乏病），夜盲及结膜干燥期。

海鳗鱼肉 250 克，海鳗鱼肝 250 克，荸荠 10 枚（去皮，洗净）。三味同入锅中，加适量水及精制油、食盐、黄酒，煮至鱼、荸荠熟，饮汤食鱼、肝及荸荠。本方补虚生津。（《海洋药物民间应用》）。

【附】海鳗血　海鳗科动物海鳗的血液。味甘，性温。功能祛风通络。眼病食疗应用：用于颜面神经麻痹（口眼㖞斜）。活海鳗 1 条，将海鳗切断取血，或用带血的肉，涂于患瘫侧的腮部，即右㖞涂左，左㖞涂右，每日 1 次，可于晚 9 时左右开始涂敷，至次晨揭掉洗净。本方祛风通络，并利用海鳗血干燥后能牵引面部肌群，刺激神经，促进瘫痪的肌群修复。（《青岛中草药手册》）

银 鱼

【出处】《本草纲目》。

【来源】为银鱼科动物太湖新银鱼 *Neosalanx tankankeii taihuensis* Chen（又名太湖短吻银鱼、小银鱼）的全体。

【异名】王余、鲙残鱼、银条鱼、面条鱼、冰鱼、玻璃鱼（俗称）等。

【药性】味甘，性平。归脾、胃、肺经。

【功能】补虚，润肺，健胃。

【用法用量】煎汤，30～90 克。制作菜蔬，可炒、烧汤、作羹、炸等。

【使用注意】不宜多食。

【现代研究】成分：银鱼含较高蛋白质，少量脂肪及糖类，钙、磷、铁等元素，维生素 B_1、维生素 B_2，烟酸等。

眼病食疗方例

用于糖尿病视网膜病变激光光凝术后，视网膜病变稳定者。

洋参银鱼羹：银鱼 200 克（洗净），怀山药 100 克，黄芪 30 克，西洋参 3 克（上三味，家用粉碎机分别打成极细末）。汤锅内放适量水，煮沸后放入银鱼，用小火煨煮 5 分钟，烹入黄酒，加山药、黄芪细末，拌和均匀，用小火继续煨煮 20 分钟，待银鱼酥烂，汤成稀羹状时，调入西洋参细末，放入葱花、生姜末、食盐，调和均匀，淋入麻油即成，佐餐食用。本方益气养阴、降糖明目。（《眼科病食物疗法》）

鲫 鱼

【出处】《新修本草》。

【来源】为鲤科动物鲫鱼 Carassius auratus（Linnaeus）的肉。

【异名】鲋、鲫瓜子、喜头鱼、童子鲫等。

【药性】味甘，性平。

【归经】归脾、胃、大肠经。

【功能】补脾和胃，利水消肿，通血脉。

【用法用量】煮食，适量。制作菜蔬，可烧汤、红烧、蒸、炖、焖、糖醋等。

【使用注意】外感邪盛时不宜食用。

【现代研究】成分：鲫鱼含蛋白质，脂肪，碳水化合物，钙、磷、铁等元素，维生素 A、维生素 B_1、维生素 B_2，烟酸等。

【文献摘要】《本草从新》："凡青鱼、鲫鱼子皆去目中障翳。"

眼病食疗方例

1. 用于青少年近视的保健。

枸杞鲫鱼汤：鲫鱼1条（约200克）（宰杀，去鳞、鳃及内脏，洗净，纸巾吸干水分），枸杞子10克。将鲫鱼的两面在加热的精制油中煎成黄色，加入黄酒，烹出香气，加适量水，再放入枸杞子及生姜、葱，大火煮沸后，改用小火，炖至鱼熟，加入食盐调味，佐餐食用。本方健脾补肾，益精明目。本方亦可用于年龄相关性白内障初起期。（《百病食疗》）

2. 用于糖尿病视网膜病变激光光凝术后，视网膜病变稳定者。

西洋参鲫鱼汤：鲫鱼300克（宰杀，去鳞、鳃及内脏，洗净，纸巾吸干水分），西洋参片5克，黄精15克，红枣6枚。将鲫鱼的两面在加热的精制油中煎成黄色，加入黄酒，烹出香气，加适量清汤（或水），放入红枣，大火煮沸后，改用小火炖煮30分钟，加入西洋参、黄精，再小火炖20分钟左右即成，佐餐食用，饮汤食鱼、红枣，西洋参、黄精亦可嚼食。本方健脾益肾，补气滋阴，明目降糖。（《眼科病食物疗法》）

鲤 鱼

【出处】《神农本草经》。

【来源】为鲤科动物鲤 *Cyprinus carpio* Linnaeus 的肉或全体。

【异名】赤鲤鱼、鲤拐子、鲤子、花鱼（苏北一带）等。

【药性】味甘，性平。归脾、肾、胃、胆经。

【功能】健脾和胃，利水下气，通乳，安胎。

【用法用量】蒸汤或煮食，100～240克。制作菜蔬，可红烧、清蒸、烧汤、糖醋等。

【使用注意】鲤鱼两面正中皮内各有一条似白线的筋，在烹制前要将它抽出，该筋的腥味较重，也有人认为，该筋食用后，可能对一些疾病不利。

【现代研究】

成分：鲤鱼肉含蛋白质，脂肪，钙、磷、铁等元素，维生素A、维生素 B_1、维生素 B_2、维生素C，烟酸。鲤鱼肉所含十余种游离氨基酸中，以谷氨酸，甘氨酸，组氨酸最为丰富。鲤鱼肉所含脂肪有饱和脂肪酸、不饱和脂肪酸、多不饱和脂肪酸，多不饱和脂肪酸中含二十碳五烯酸和二十二碳六烯酸。鲤鱼肉还含肌酸，磷酸肌酸，组织蛋白酶A、B、C等。

药理：鲤鱼中提取的二十碳五烯酸和二十二碳六烯酸的主要药理作用有降血脂，抗血栓，降低血液黏度，对抗腺苷二磷酸诱导的血小板聚集等。另外，鲤鱼精巢DNA有延缓衰老作用，重要机制是其对机体自由基的清除，提高抗氧化酶的活性及抗脂质过氧化等作用。

 眼病食疗方例

1. 用于抗青光眼术后，眼压基本稳定。

鲤鱼1条（重约500克）（活杀，去鳞及内脏，洗净），赤小豆40克（水浸泡2～3小时，取出，纱布包，扎口）。将鲤鱼、赤小豆同入锅内，加适量水及黄酒、生姜，大火烧沸，改小火煮至鱼熟汤浓，除去赤小豆包，加食盐、葱花调味即成，饮汤食鱼，每日分2次服。本方健脾利水。（《中华食疗大观》）

2. 用于糖尿病视网膜病变激光光凝术后，黄斑部水肿。

杞子豆腐炖鱼头。鲤鱼头（或花鲢头）1个（去鳃，洗净，放入碗中，将酱油、黄酒、食盐各适量，抹在鱼头上，腌渍30分钟，用清水冲洗），豆腐250克（切成小块），枸杞子30克（水泡软），白扁豆30克（温水浸泡2～3小时）。将鱼头放入大蒸碗内，加入豆腐及葱花、生姜末，并将枸杞子、白扁豆分散放入蒸碗内，加清汤（或水）800毫升，上笼蒸30分钟，待鱼头、白扁豆熟烂，佐餐食用。本方滋阴清热，健脾利水。

（《眼科病食物疗法》）

备注：①中医传统将鲤鱼列为"发物"，为眼病，特别是炎性眼病的禁忌食物，其机制待研究考证。②鲤鱼皮内白筋抽出方法：将鱼剖开去鳃，在两面鳃下和离尾部约 1 寸处各横划一刀，止至脊骨。在鳃下切开的断面中可以看到一条很细的白筋，用手指拉住白筋，另一只手轻轻拍打鱼身，边拍边拉，白筋就很易被取出。另一面用同样方法操作。

鳗鲡鱼

【出处】《名医别录》。

【来源】为鳗鲡科动物的鳗鲡 *Anguilla japonica* Temminck et Schlegel 的全体。

【异名】白鳝、蛇鱼、风鳗、鳗鱼、鳗（通称）、毛鱼（苏北一带）等。

【药性】味甘，性平。归肺、脾、肾经。

【功能】健脾补肺，益肾固冲，祛风除湿，解毒杀虫。

【用法用量】煮食，100～250 克。制作菜蔬，可红烧、蒸、炖、烧汤、煎、烤等。

【使用注意】

1. 鳗鲡鱼的血清有毒，宰杀时，不要用受损的黏膜和受伤的手指接触鱼血。

2. 鳗鲡鱼的胆固醇含量较高，高血脂患者不宜食用。

3. 痰多及大便溏泄者慎食。

【现代研究】

成分：鳗鲡鱼肉含丰富的蛋白质、脂肪，还含钙、磷、铁等元素及维生素 A、维生素 B_1、维生素 B_2、维生素 C，烟酸。每百克鳗鲡鱼肉中含维生素 A 3000 国际单位（IU）。鳗鲡鱼的肌肉中还含有肌肽和鹅肌肽，中性脂类，磷脂和糖脂等。鳗鲡鱼肝中含丰富的维生素，尤其是维生素 A，每百克鳗鲡鱼肝含维生素 A 15 000 国际单位（IU）。

药理：高脂模型大鼠灌服鳗鱼油或鳗鱼油精，能显著降低血清总胆固醇，甘油三酯和低密度脂蛋白水平。同时，实验组大鼠血清高密度脂蛋白显著增加，并显著降低大鼠全血黏度和血浆黏度。另外，鳗鱼精油给小鼠灌胃，有提高免疫功能作用。

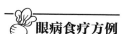 眼病食疗方例

用于角膜软化症（维生素 A 缺乏病），夜盲及结膜干燥期。

鳗鱼 250 克（剖腹，内脏留肝，洗净，切段），荸荠 10 枚（去皮、洗净）。二味同入锅，加适量水及精制油、食盐、黄酒，大火烧沸后，用小火将鱼炖熟，饮汤食鱼、肝及荸荠，每日分 2～3 次服。本方补虚生津。（《海洋药物民间应用》）

鳝 鱼

【出处】《雷公炮炙论》。

【来源】为合鳃科动物黄鳝 *Monopterus albus*（Zuiew）的肉。

【异名】鳝鱼、黄鳝、黄鳝、海蛇、长鱼（苏北一带）等。

【药性】味甘，性温。归肝、脾、肾经。

【功能】益气血，补肝肾，强筋骨，祛风湿。

【用法用量】煮食，100～250 克。制作菜蔬，可红烧、炒、炖、焖、蒸、炸、烧汤等。

【使用注意】

1. 虚热及外感病患者慎服。

2. 死鳝鱼不能食用，因含有由组氨酸转化而成的有毒物质——组氨，

可引发中毒症状。

3. 烹煮鳝鱼要充分煮熟，否则，常寄生在鳝鱼体内的棘颚口线虫囊蚴不能被杀死，其进入人体后，会引起皮肤腭口线虫病。

【现代研究】成分：含蛋白质，脂肪，钙、磷、铁等元素及维生素 A、维生素 B_1，烟酸等。

【文献摘要】《神农本草经疏》："鳝鱼得土中之阳气以生，故其味甘气大温，甘温俱足，所以能补中益血；甘温能通经脉，疗风邪，故又主沉唇，及今人用之以治口眼㖞斜也。"

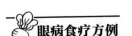 眼病食疗方例

1. 用于糖尿病视网膜病变激光光凝术后，视网膜病变稳定者。

红烧鳝段：活鳝鱼 3 条（重约 500 克）（宰杀，去内脏，洗净，切成 4 厘米长的段，在沸水中"飞过"捞起，用冷水略冲洗，勿将其黏液洗去），生地黄 30 克，地骨皮 30 克。将生地黄、地骨皮洗净，用纱布包，扎口，将药包与鳝鱼一同放入锅中，加适量水，大火煮沸后，烹入黄酒，改用小火煨煮 30 分钟，取出药包，收干，备用；另将炒锅置火上，加精制油，用大火烧至六成热时，放入葱花、生姜末煸炒出香，加入鳝段，用勺轻轻散开，倒入鸡汤（或水）250 毫升，加盖，用小火煨煮至鳝鱼肉酥烂，加少量酱油，继续煮至汤汁稠浓时再加食盐、五香粉，拌匀，用湿淀粉调稀勾芡，淋上麻油即成，佐餐食用。本方补肝益肾，滋阴清热，明目降糖。（《眼科病食物疗法》）

2. 用于角膜软化症（维生素 A 缺乏病），夜盲及结膜干燥期。

鳝鱼肉 400 克（洗净，切丝），胡萝卜 600 克（洗净，切丝）。将二味放入油锅内煸炒，加黄酒、食盐、酱油等调料，炒熟，佐餐食用，每日 1 次，6 日为 1 个疗程。本方补气血，益肝肾，明目。（《食疗便方治百病》）

【附】鳝鱼血　合鳃科动物黄鳝的血液。味咸性温。归肝、肾经。功能祛风通络，活血，助阳，解毒，明目。眼病食疗应用：用于颜面神经麻痹（口眼㖞斜）。大鳝鱼 1 条。将鱼头或尾割断取血，取血涂于患瘫侧（即斜左涂右，斜右涂左），每日 1 次，可于晚 9 时左右开始涂敷，至次日晨揭洗掉。鳝鱼血中可加入白芷末（或乳香末、冰片、麝香），搅拌后涂敷，以增强疗效。本方祛风通络活血，并利用鳝鱼血干燥后能牵引面部肌群，刺激神经，促进瘫痪的肌群修复。（《世医得效方》）

备注：有文献介绍，从鳝鱼中分离出黄鳝素 A 和黄鳝素 B，两者均有明显降低血糖和双向调节血糖作用。

虾

【出处】《名医别录》。

【来源】为长臂虾科动物日本沼虾 *Macrobrachium nipponense*（de Haan）的全体或肉。

【异名】青虾、河虾、淡水虾。

【药性】味甘，性微温。归肝、胃、肾经。

【功能】补肾壮阳，通乳，托毒。

【用法用量】煮食或炒食，适量。制作菜蔬，可炒（去壳或连壳）、水煮、油焖、油爆、作馅心等。

【使用注意】眼睑湿疹、热性疱疹、带状疱疹及睑腺炎等病慎食。

【现代研究】

成分：可食部分含蛋白质，脂肪、糖类，钙、磷、铁等元素及维生素 A、维生素 B_1、维生素 B_2，烟酸。并含细胞色素 C、肌酸酐。锯齿长臂虾肉含淀粉酶，蛋白酶和甘氨酸、精氨酸、脯氨酸等游离氨基酸。腹肌含丝氨酸、丙氨酸等游离氨基酸及游离脂肪酸。肌肉还含 D－丙氨酸。

药理：以抑制小鼠肝匀浆产生脂质过氧化物的方法，测定虾青素的抗氧化能力，结果表明虾青素的抗氧化能力比 α－生育酚强。

眼病食疗方例

1. 用于年龄相关性白内障初起期。

番茄虾仁汤：净虾仁 150 克（洗净，沥干，放入碗内，加食盐、黄酒、胡椒粉及湿淀粉适量、鸡蛋清 1 只，拌匀上浆），番茄 200 克（去蒂，洗净，切成条状），豆苗叶（豌豆苗）200 克（洗净）。汤锅内放入水（鸡汤更佳）适量，大火煮沸，先放入浆好的虾仁，待熟，将西红柿下锅，加入食盐调味，再放入豌豆苗，烧开即成，佐餐食用。本方益肾明目；补充维生素 C 及锌元素。（《家常菜治疗常见病》）

2. 用于抗青光眼术后，眼压稳定，视功能损害者。

小青虾 50 克（剪去须、刺、足，洗净，沥干，亦可取虾仁），韭菜 100 克（择洗干净，切段）。油锅加热，放入青虾煸炒，烹黄酒，炒至虾欲熟捞起；炒锅清洗后，另加精制油，入韭菜爆炒至欲熟，倒入青虾同炒至菜熟，加食盐调味即成，佐餐食用。本方补肾助阳，行气化瘀。阴虚火旺者不宜服本方。（《蔬菜治百病》）

备注：与日本沼虾功效相似的尚有锯齿长臂虾 *Palaemon serrifer*（Stimson）分布于渤海、黄海、东海、南海；秀丽白虾 *Exopalaemon modestus*（Heller）生活于淡水湖泊及河流中，我国南北方均产。

虾 皮

【出处】《中华食疗大观》。

【来源】为节肢动物门樱虾科动物中国毛虾 *Acetes chinensis* 经生晒或盐煮制成的干品。

【异名】毛虾。

【药性】味甘、咸。性温。

【功能】补肾壮阳，健脾强身。

【用法用量】煮食，适量。制作菜蔬，可烧汤、作羹、炒、作馅心等。

【使用注意】眼睑湿疹、热性疱疹、带状疱疹及睑腺炎等病慎食。

【现代研究】成分：可食部分含有蛋白质，脂肪，糖，钾、钠、钙、镁、铁、锰、锌、铜、磷、硒等元素及维生素 A、维生素 B_1、维生素 B_2、维生素 E，烟酸等，其中蛋白质、钙、磷、硒、锌等的含量极为丰富。

眼病食疗方例

1. 用于青少年假性近视的防治。

虾皮豆腐汤：虾皮 30 克（浸泡，洗净），嫩豆腐 1 块（重约 150 克）（切成小方块）。将豆腐放入锅内，加水 300 毫升，煮至呈蜂窝状时，放入虾皮及生姜丝、食盐，再煮 10 分钟，淋麻油即成，顿服或分 2 次趁热食用。本方补肾明目；可补充蛋白质，钙、磷、锌等元素，增强睫状肌的肌力和巩膜的坚韧性。（《中国食疗本草新编》）

2. 用于开角型青光眼，眼压得到控制，但不稳定者。

虾皮烧冬瓜，与冬瓜同用，以温肾利水。详见第二章第一节冬瓜条。

备注：虾皮在历代本草中少有记载，《中华本草》亦未收录，其药用资料，散见于现代食疗文献中。

第二节　贝类

干 贝

【出处】《海洋药物杂志》。

【来源】为扇贝科动物栉孔扇贝 *Chlamys farreri*（Jones et Preston）、华贵栉孔扇贝 *Chlamys nobilis*（Reeve）和花鹊栉孔扇贝 *Chlamys pica*（Reeve）的闭壳肌。

【异名】江瑶柱、扇贝柱（通称）等。

【药性】味甘、咸，性微温。

【功能】滋阴，养血，补肾，调中。

【用法用量】煮食，10～25克。制作菜蔬，可蒸、炒、炖汤、作羹、烩等。

【使用注意】不宜过量食用。

【现代研究】

成分：干贝富含蛋白质及脂肪，还含碳水化合物，磷、铁、钙等元素，维生素 B_2。栉孔扇贝含甘氨酸、谷氨酸、天冬氨酸、组氨酸、脯氨酸等氨基酸，二十碳五烯酸、二十二碳六烯酸等多不饱和脂肪酸。华贵栉孔扇贝还含碱性磷酸酶，牛磺酸，精氨酸，丙氨酸等；花鹊栉孔扇贝还含葡萄糖胺聚糖，脂类与硒。

药理：虾夷扇贝的糖蛋白部分及扇贝韧带提取物有抗肿瘤作用；栉孔

扇贝的干品以饲料方式喂饲断乳后的大鼠，有促生长作用。

眼病食疗方例

用于中心性浆液性脉络膜视网膜病变恢复阶段，黄斑部水肿（盘状神经上皮浆液性脱离）基本吸收，视力未恢复。

干贝烩丝瓜：水发干贝50克（大者掰开），丝瓜500克（削去粗皮，洗净，切成长条或滚刀块）。炒锅上火，下精制油烧至六成热时放入丝瓜过油，倒入漏勺中控油；炒锅内留余油，烧至七成热，入葱花、生姜丝炝锅，加入丝瓜及黄酒、食盐、胡椒粉翻几下，再加入干贝及适量水，烧沸后撇去浮沫，继续烧至干贝熟透入味，用湿淀粉勾芡，淋上麻油即成，佐餐食用。本方滋阴降火，养血明目。(《眼科病食物疗法》)

文蛤肉

【出处】《全国中草药汇编》。

【来源】为帘蛤科动物文蛤 *Meretrix meretrix* Linnaeus 的肉。

【异名】海蛤肉、花蛤肉等。

【药性】味咸，性寒。归胃经。

【功能】润燥止渴，软坚消肿。

【用法用量】煮食，30~60克。制作菜蔬，可炒、烧汤、蒸等。

【使用注意】脾胃虚寒腹痛及大便溏泄者不宜食用。

【现代研究】

成分：文蛤肉含蛋白质，脂肪，碳水化合物，碘、钙、磷、铁等元素及维生素A、维生素B_1、维生素B_2，烟酸等。

药理：文蛤肉冷提取物灌胃，提高小鼠血清溶血素水平，促进脾淋巴细胞增殖反应，增加腹腔巨噬细胞吞噬百分率和吞噬指数，有提高免疫功能作用。文蛤肉还有降血糖、降血脂、抗肿瘤等作用。

 眼病食疗方例

用于中心性浆液性脉络膜视网膜病变恢复阶段，黄斑部水肿（盘状神经上皮浆液性脱离）基本吸收，视力未恢复。

苦瓜炖文蛤：文蛤 500 克（洗净后放入锅中，煮至文蛤张口，取肉去壳，除去内脏，下锅油炸后，加生姜汁、黄酒、食盐拌匀），苦瓜 250 克（洗净、去瓤，放入沸水锅中焯透，捞出浸入凉水，待浸出苦味后取出，切片）。将苦瓜片铺在锅底，文蛤肉放在其上，加入生姜汁、黄酒、食盐、大蒜泥及适量水，大火煮沸，改小火炖至文蛤肉熟透入味，淋上麻油即成，佐餐食用。本方滋阴降火明目，伴舌燥口渴者尤宜。（《眼科病食物疗法》）

田 螺

【出处】《药性论》。

【来源】为田螺科动物中国圆田螺 *Cipangopaludina chinensis*（Gray）和中华圆田螺 *Cipangopaludina cathayensis*（heude）的全体。

【异名】田中螺、黄螺等。

【药性】味甘、咸，性寒。归肝、脾、膀胱经。

【功能】清热，利水，止渴，解毒。

【用法用量】煎汤服，适量。制作菜蔬，可炒（连壳或取肉）、煮等。

【使用注意】不宜过量食用，否则可引起腹痛泄泻。

【现代研究】成分：田螺含蛋白质，脂肪，碳水化合物，钙、磷、铁等元素，维生素 A、维生素 B_1、维生素 B_2，烟酸等。

【文献摘要】《名医别录》："田中螺汁，大寒。主治目热赤痛，止渴。"据《证类本草》载，田中螺汁系指田螺的水煎液或水浸液，亦指以食盐点于螺口肉上，所出之液，作点眼之用。《神农本草经疏》："目病非关风热者，不宜用。"

眼病食疗方例

1. 用于急性结膜炎，热邪较轻者。

田螺汤：大田螺 10～20 只。将田螺养于清水中，漂去泥，取肉，放入适量黄酒拌和，加水大火煮沸，改小火炖熟，食肉饮汤，每日 1 次。本方清热利水，退赤消肿。（《中国传统饮食宜忌全书》《中国药膳学》）

2. 用于慢性结膜炎，伴发痒，有黏性分泌物，属湿热内蕴者。

假羊眼羹：羊白肠 1 条（去除表面脂肪，并翻开内壁，用盐揉擦，清水洗净），田螺适量，绿豆粉适量。将田螺煮熟，挑出螺头肉，用水将绿豆粉调稀，拌和螺头肉，灌入羊白肠内，紧系肠的两头，煮熟，取出，放冷，切薄片，再入锅内，加适量水及食盐、黄酒，煮汤，勾薄芡成羹，佐餐食用。本方清热利湿明目。（《养生汤羹大观》）

3. 用于溃疡性睑缘炎（睑弦赤烂）。

田螺 1 只（以水养数日，吐尽泥沙），铜绿 1 粒，约绿豆大小。将田螺置洁净敞口的玻璃器皿内，候厣（yǎn，壳口圆片状盖）开，将铜绿放入螺内，待螺肉化成水，以消毒棉签蘸水涂睑缘上，切勿流入眼内。本方清热解毒，收水燥湿。（《百一选方》）

备注：铜绿为铜器表面经酸化作用后生成的绿色碱式碳酸铜。外用有明目退翳，解毒祛腐，杀虫止痒的功能。

牡蛎肉

【出处】《本草拾遗》。

【来源】为牡蛎科动物近江牡蛎 *Ostrea rivularis* Gould、长牡蛎 *ostrea gigas* Thunberg、大连湾牡蛎 *ostrea talienwhanensis* Crosse、密鳞牡蛎 *Ostrea denselamellosa* Lischke 等的肉。

【异名】蛎黄、蚝子肉、蚝豉（牡蛎肉干制品）等。

【药性】味甘、咸，性平。归心、肝经。

【功能】滋阴，养血，安神，软坚，消肿。

【用法用量】鲜用煮食，30~60克；或制成干品使用。制作菜蔬，可烧汤、炒、烤、炸等。

【使用注意】

1. 脾虚泄泻者慎服。

2. 急、慢性皮肤病患者慎服。

【现代研究】

成分：牡蛎肉含蛋白质，脂肪，糖原和10种人体必需的氨基酸。牡蛎肉还含牛磺酸、谷胱甘肽，碘、铜、锌、锰、钡、磷、钙等多种元素及维生素A、维生素B_1、维生素B_2、维生素D、维生素E、维生素F（亚麻油酸）等。牡蛎肉中锌的含量在目前已知的食物中最高。

药理：牡蛎提取物胃内连续给药8周后，鹌鹑主动脉、冠状动脉内膜动脉粥样硬化斑块形成的程度明显减轻，血浆总胆固醇、甘油三酯、低密度脂蛋白胆固醇和载脂蛋白B等显著下降。（《中国动脉硬化杂志》2002，10（2）；《中国公共卫生》2006，22（1））

眼病食疗方例

1. 用于中心性浆液性脉络膜视网膜病变恢复阶段，黄斑部水肿（盘状神经上皮浆液性脱离）基本吸收，视力未恢复。

枸杞头牡蛎汤：鲜牡蛎肉 150 克（洗净，切片），枸杞头 200 克（洗净，切成 3 厘米长的段）。将烧锅放精制油，烧至六成热，放入葱花、生姜末煸炒出香，倒入牡蛎肉片，翻炒片刻，烹入黄酒，加适量鲜汤（或水），大火煮沸，投入枸杞头，加食盐、五香粉，拌和均匀，再用小火煨煮 2 分钟，淋入麻油即成，佐餐食用。本方滋阴清热，益精明目。（《眼科病食物疗法》）

2. 用于青少年近视眼的保健。

蘑菇蚝紫汤，牡蛎肉的干制品与鲜蘑菇、紫菜同用，以补充锌、铬、钙、磷等元素及多种维生素和蛋白质，增强睫状肌的肌力和巩膜的坚韧性。详见第三章第一节蘑菇条。

3. 用于抗青光眼术后，眼压基本稳定。

海带牡蛎汤，与海带同用，以滋阴利水，养血明目。详见第三章第二节海带条。

蚌 肉

【出处】《食疗本草》。

【来源】为蚌科动物褶纹冠蚌 *Cristaria plicata*（Leach）、三角帆蚌 *Hyriopsis cumingii*（Lea）、背角无齿蚌 *Anodonta woodiana*（Lea）等蚌类的肉。

【异名】河歪、河蛤蜊、河蚌等。

【药性】味甘、咸，性寒。归肝、肾经。

【功能】清热，滋阴，明目，解毒。

【用法用量】煮食90～150克。制作菜蔬，可烧汤、炒、红烧等。

【使用注意】脾虚泄泻者慎服。

【现代研究】

成分：蚌肉含蛋白质，脂肪，糖类，钙、磷、铁等元素，维生素A、维生素B$_1$、维生素B$_2$等。蚌肉中钙的含量尤为丰富。洞穴丽蚌、楔形丽蚌和猪耳丽蚌尚含锰、铁、镁、铜、锌等元素。

药理：从蚌肉和蚌泪中提取的有效成分具有明显的抗小鼠腹水肝癌和艾氏腹水癌作用。体外实验证明，该成分可以抑制肿瘤细胞的DNA聚合酶α。

【文献摘要】《食疗本草》："主大热，解酒毒，止渴，去眼赤。"《日华子本草》："明目，止消渴，除烦，解热毒……"《本经逢原》："蚌生淡水，色苍入肝，故有清热行湿，治雀目夜盲之力。盖雀目则肝肾之病也。"《随息居饮食谱》："清热，滋阴，养肝，凉血，息风，解酒，明目，定狂。"

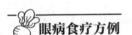 眼病食疗方例

1. 用于慢性结膜炎，干涩不适，伴口渴舌燥者。

蚌肉羹：鲜蚌肉50～100克（洗净，捣烂）。将蚌肉放入锅内，加适量水，先大火烧沸，然后小火炖熟，将熟时加食盐调味，饮汤食肉，每日分2～3次服。本方滋阴清热明目。（《药膳汤羹》）

2. 用于年龄相关性白内障初起期。

清炖蚌肉：鲜蚌肉250克（洗净，切块），枸杞子10克（洗净）。将二味同放入砂锅内，加适量水，大火煮沸后，用小火慢炖至蚌肉熟烂，加入食盐、精制油，煮沸即成，佐餐食用。本方滋补肝肾，益精明目。（《眼科病食物疗法》）

3. 用于中心性浆液性脉络膜视网膜病变恢复阶段，黄斑部水肿（盘状

神经上皮浆液性脱离）基本吸收，视力未恢复。

枸杞叶蚌肉汤：蚌肉 100 克（洗净，切块），枸杞叶 400 克（洗净），鸡蛋 2 只（打入碗中搅匀成蛋糊）。将蚌肉及生姜 2 片放入瓦煲内，加适量水，用大火烧至水沸，改用中火煲 30 分钟左右，放入枸杞叶，再用小火煲 30 分钟左右，倒入鸡蛋糊，搅匀，再放入食盐，淋上麻油即成，佐餐食用。本方滋阴清热，补益肝肾。（《眼科病食物疗法》）

4. 用于眼部恶性肿瘤术后。

大叶珠蚌：河蚌肉 120 克（洗净，切成大块），大叶菜（石上柏）30 克（鲜品倍量，洗净），鸭肝 1 具（切丝）。先将蚌肉、大叶菜入锅，加适量水，大火烧沸，改用小火煮至汤液基本蒸发干，取出蚌肉，放入油锅内煸炒后，加适量鸡汤（或水）、食盐、黄酒、葱、生姜等，再加入鸭肝丝，煮至鸭肝丝熟，佐餐食用。本方滋阴清热，解毒抗癌。（《中华食物疗法大全》修订本）

备注：大叶菜（石上柏）为卷柏科植物深绿卷柏的全草，味甘、微苦、涩，性凉。功能清热解毒，祛风除湿。临床应用于多种癌症及多种感染性炎症、急性肝炎等。

淡 菜

【出处】《食疗本草》。

【来源】为贻贝科动物厚壳贻贝 *Mytilus coruscus* Gould、贻贝 *Mytilus edulis* Linnaeus、翡翠贻贝 *Perna viridis*（Linnaeus）和其他贻贝类的肉。

【异名】东海夫人、壳菜、海蜷、红蛤、珠菜、海红、青口等。

【药性】味甘、咸，性温。归肝、肾经。

【功能】补肝肾，益精血，消瘿瘤。

【用法用量】水煎服，15～30g。制作菜蔬，可烧汤、炒等。

【使用注意】

1. 淡菜不可多食，久食。

2. 被有毒赤潮生物污染的淡菜不能食用，否则会发生贝毒中毒。

【现代研究】

成分：淡菜含蛋白质，脂肪，碳水化合物，碘、钙、磷、铁、锌、锰、钴等元素，维生素B_2，烟酸及糖原等。淡菜蛋白质含量特高，并含多种人体所必需氨基酸，尤以甘氨酸、精氨酸和丙氨酸的含量最多。厚壳贻贝肌肉中含扇贝醇酮、硅藻黄质等甾醇类；贻贝全体含贻贝多活素（MSM），硒，富胱氨酸多酚蛋白质，脂类等；翡翠贻贝含泛醌。

药理：大鼠口服贻贝多活素抑制实验性血栓形成，抑制二磷酸腺苷（ADP）诱导的大鼠血小板聚集，具抗凝作用。贻贝还有降血压、降血脂、延缓衰老等作用。

眼病食疗方例

1. 用于年龄相关性白内障初起期，属肝肾亏虚者。

①淡菜皮蛋粥：淡菜50克（温水泡发，洗净），皮蛋1只（去壳，洗净，切碎），粳米50克。三味一同入锅，加适量水，先用大火烧沸，再改用小火熬煮成粥，加食盐调味即成，早、晚2次分食。本方补肝益肾，滋阴明目。（《眼科病食物疗法》）②淡菜蒸鸽蛋，与鸽蛋同用，以补肝肾，益精血，明目。详见第四章第三节鸽蛋条。

2. 用于中心性浆液性脉络膜视网膜病变恢复阶段，黄斑部水肿（盘状神经上皮浆液性脱离）基本吸收，视力未恢复。

枸杞马兰淡菜汤，与枸杞子、马兰同用，以滋阴降火，益精明目。详见第二章第四节马兰条。

备注：贻贝的品种较多，淡菜特指其肉的干品。

鳆 鱼

【出处】《本草经集注》。

【来源】为鲍科动物杂色鲍（九孔鲍）*Haliotis diversicolor* Reeve、皱纹盘鲍 *H. discus hannai* Ino、耳鲍 *H. asinina* Linnaeus、羊鲍 *H. Ovina* Gmelin 的肉。

【异名】鲍鱼（俗称）。

【药性】味甘、寒，性平。

【功能】滋阴清热，益精明目，调经润肠。

【用法用量】煮食或煎汤，适量。制作菜蔬，可红烧、炖、蒸、烧汤等。

【使用注意】鳆鱼体坚不易消化，脾胃虚弱者不宜多食。

【现代研究】

成分：鳆鱼含蛋白质，脂肪，碳水化合物，铁、钙、镁、磷、锌、硒等元素及维生素A、维生素 B_1、维生素 B_2、维生素E，烟酸等。鳆鱼蛋白质含量高，并含20多种氨基酸，其中以牛磺酸、丙氨酸、谷氨酸，精氨酸含量较高。从红鲍螺中分离出鲍灵Ⅰ（paolinⅠ）、鲍灵Ⅱ（paolinⅡ）和C部分。（《中国动物药志》）

药理：鲍鱼有抗凝血、抗菌、抗病毒、抗癌等作用。组织培养试验证明，鲍灵Ⅱ和C部分，对单纯疱疹病毒、角膜炎病毒等均有抑制作用。（《中国动物药志》）

【文献摘要】《蜀本草》："主咳嗽，啖之明目。"《本草衍义》：石决明"肉与壳两可用，方家宜审用之，然皆治目。"《医林纂要·药性》："补心缓肝，滋阴明目。"《随息居饮食谱》："补肝肾，益精，明目。"

🥬 眼病食疗方例

1. 用于年龄相关性白内障术后，干涩不适。

杞菊鲍鱼汤：鲍鱼肉 30 克（洗净，切片），石决明 20 克（洗净，捣碎），枸杞子 30 克，菊花 10 克。先将石决明加适量水，煎煮 30 分钟，再加入菊花，沸后再煎 10 分钟，滤取药汁，放入锅内，将鲍鱼、枸杞子放入，加适量鸡汤（或水），再加黄酒、食盐，大火煮沸，小火炖至鲍鱼熟透即成，佐餐食用。本方补肝益肾，滋阴润燥，明目。（《手术病人药膳》）

2. 用于糖尿病视网膜病变激光光凝术后，视网膜病变稳定者。

胡萝卜鲍鱼粟米粥。鲍鱼肉 60 克（洗净，切碎，剁成糜糊，放入碗中，加黄酒、葱花、生姜末，拌和均匀），胡萝卜 150 克（洗净，切成黄豆大的小粒），陈粟米 100 克（淘洗）。先将陈粟米放入砂锅，加适量水，用大火煮沸，改用小火煨煮 30 分钟，调入鲍鱼糜糊，并加胡萝卜粒，搅拌均匀，继续用小火煨煮 30 分钟，待粟米酥烂，鲍鱼熟烂，加食盐调味即成，早、晚 2 次分服。本方滋阴清热，益精明目。（《眼科病食物疗法》）

备注：鳆鱼的壳为石决明，鳆鱼即是石决明肉，现代民间俗称为鲍鱼。《名医别录》中列有"鲍鱼"条，载其味辛、臭、温，主治与鳆鱼迥异，《本草经集注》和《本草纲目》解释为是用某种鱼类制成的干鱼，故不能与现今所称的鲍鱼相混淆。

第三节 其他水产类

乌贼鱼肉

【出处】《名医别录》。

【来源】为乌贼科动物无针乌贼 *Sepiella maindroni* de Rochebrune 和金乌贼 *Sepia esculenta* Hoyle 等乌贼的肉。

【异名】墨鱼、乌侧鱼、缆鱼等。

【药性】味咸，性平。归肝、肾经。

【功能】养血滋阴。

【用法用量】煮食，1~2条。制作菜蔬，可炒、烧汤、红烧、蒸等。

【使用注意】不宜久服。

【现代研究】成分：乌贼鱼肉含蛋白质，脂肪，碳水化合物，钙、磷、铁等元素及维生素 B_1、维生素 B_2，烟酸等。

【文献摘要】《医林纂要》："作脍食，大能养血滋阴，明目去热。"

眼病食疗方例

用于屈光不正（近视、远视、散光）引起的视疲劳，及电脑视频终端引起的视疲劳（电脑视频终端综合征），属血不养睛者。

乌贼鱼干60克（温水浸泡2~4小时，洗净，切片），夏枯草30克

（纱布包，扎口）。二味放入锅中，加适量水及黄酒，大火烧沸后，改用中火煮半小时，取出夏枯草包，加食盐，淋上麻油即成，饮汤食肉，每日1剂。本方养血滋阴，补肝清肝，止痛明目。用于眼干涩、眉骨酸痛较重者。（《海洋药物民间应用》）

龟 肉

【出处】《名医别录》。

【来源】为龟科动物乌龟 *Chinemys reevesii*（Gray）（又名金龟、水龟、元绪、田龟等）的肉。

【药性】味甘、咸，性平。归肺、肾经。

【功能】益阴补血。

【用法用量】煮食，1只。制作菜蔬，可红烧、炖、蒸等。

【使用注意】胃有寒湿，脘腹胀满者不宜食用。

【现代研究】成分：龟肉含蛋白质，脂肪，糖类，钙、磷、铁等元素，牛磺酸、缬氨酸、苏氨酸、谷氨酸等多种氨基酸及维生素 B_1、维生素 B_2，烟酸等。

 眼病食疗方例

1. 用于年龄相关性白内障初起期。

地黄蒸乌龟：乌龟1只（宰杀，去龟壳、内脏，洗净，放入沸水锅中焯数分钟，斩去脚爪，刮洗干净，用刀将腹部肉划成块，勿破皮），熟地黄20克，菠菜60克（洗净，入沸水锅中焯熟），蒜头15瓣（去衣）。将龟肉放入蒸碗，腹部朝上，加入熟地黄、蒜头及生姜、葱、黄酒、食盐，再加少量水，上笼蒸至熟烂后取出，拣去熟地黄片、生姜、葱，滗出汤汁，龟肉及汤汁备用；将焯熟的菠菜装盘垫底，把龟肉翻扣在菠菜上，蒜头摆于龟肉四周；将龟肉汤汁入锅加热，调入适量湿淀粉收汁，淋入鸡油（或麻油），浇于龟肉盘内即成，佐餐食用。本方滋补肝肾，养血明目。（《眼科病食物疗法》）

2. 用于抗青光眼术后。

赤豆冬瓜乌龟：乌龟250克（宰杀，去肠杂，洗净，切块），赤豆60克（淘洗，水浸泡1~2小时），连皮冬瓜300克（洗净，切片）。将炒锅上火，入精制油烧热，下生姜片煸香，放入龟肉略煎炒，烹上黄酒，加适量水，倒入赤豆，同煮30分钟，再放入冬瓜煮10分钟，撒上葱花即成，佐餐食用。本方滋阴养血，疏利水道。适宜于抗青眼术后眼压欠稳定者。（《眼科病食物疗法》）

海 参

【出处】《食物本草》，姚可成。

【来源】为刺参科动物刺参 *Apostichopus japonicus*（Selenka）、绿刺参 *Stichopus chloronotus* Brandt、花刺参 *Stichopus variegatus* Semper（去内脏）的全体。

【异名】辽参、海男子、海鼠。

【药性】味甘、咸，性平。归肾、肺经。

【功能】补肾益精，养血润燥，止血。

【用法用量】煎汤，煮食，15~30克。制作蔬菜，可红烧、炖、蒸、炒、烧汤等。

【使用注意】

1. 脾虚大便溏泄者不宜食用。

2. 外邪未尽者不宜食用。

【现代研究】

成分：海参含蛋白质，脂肪，糖类，硒、锌、铜、锰、钙、磷、钒、铁、碘等元素，脯氨酸、甘氨酸、赖氨酸等多种氨基酸和维生素 B_1、维生

素 B_2，烟酸。绿刺参干皮含绿刺参苷 A_1、B_1、C_1、D_1 及 A_2、B_2、C_2，刺参苷 A、B、D、E，海参素 A、B、C 等。刺参含酸性黏多糖。

药理：刺参提取液和刺参多糖均可明显延长凝血酶原时间，具有抗凝血作用。刺参还有抗肿瘤、降血脂、防治急性放射性损伤、提高免疫功能、抗疲劳等作用。

 眼病食疗方例

1. 用于年龄相关性白内障初起期，属肝肾亏虚者。

①鸽蛋海参汤：水发海参 200 克（切成长坡条，放入沸水中焯数分钟，捞出，控干水分），鸽蛋 12 只（煮熟取出，冷水浸渍，剥壳，放入热油锅中稍炸），水发香菇 40 克（去蒂，切成两半），火腿 40 克（切片）。炒锅内放精制油烧热，入葱花、生姜末爆香，加入鲜汤（或水）、鸽蛋、海参、香菇、火腿及酱油、白糖、黄酒，烧至欲沸，撇去浮沫，再烧沸至菜熟，用湿淀粉勾芡，淋上葱油或麻油即成，当汤佐餐。本方益肝肾，补气血，明目。（《眼科病食物疗法》）②海参蒸鹌鹑蛋：海参 50 克（水发，纵剖清洗，横切成片），枸杞子 30 克（水泡软），鹌鹑蛋 4 只（洗净，煮熟取出，冷水浸渍，剥壳）。烧锅置火上，加精制油烧至七成热时，加入葱花、生姜末爆香，入海参片翻炒片刻，烹入黄酒，加适量水，大火煮沸，加入鹌鹑蛋、枸杞子，改用小火煨煮 30 分钟，加红糖、酱油、食盐、五香粉，拌和均匀，继续煨煮至沸，淋入麻油即成，佐餐食用。功用同上方。（《眼科病食物疗法》）

2. 用于高血压眼底病变，视网膜动脉硬化、出血。

海芹汤：海参 30 克（水发，纵剖清洗，横切成片），芹菜 150 克（洗净，切碎，入榨汁机中榨取汁），冰糖适量。将海参放入锅中，加适量水，大火烧沸，改用小火炖至海参熟透，兑入芹菜汁和冰糖，烧沸冰糖溶化即成，早、晚 2 次饮汤食海参，每日 1 剂。本方滋阴平肝，凉血止血；降血压，降血脂。（《中华海洋本草》）

3. 用于糖尿病视网膜病变激光光凝术后，视网膜病变稳定者。

玉竹蒸海参：水发海参50克（洗净，剖成数段，切成长丝状），玉竹15克（洗净），天门冬15克（洗净），火腿肉25克（切成薄片），香菇15克（温水泡发，洗净，切成细条）。将海参装入蒸盆内，放入适量食盐及酱油，然后将香菇及玉竹、天门冬分放在海参四周，再放上火腿肉，加入适量鸡汤（或水），将蒸盆置于蒸锅内，用大火蒸45分钟即成，佐餐食用。本方补肾益精，滋阴润燥。（《眼科病食物疗法》）

4. 用于眼部恶性肿瘤放疗、化疗后，食欲不振，身体虚弱者。

海参银耳汤：水发海参100克（洗净，切片），银耳15克（温水泡发，洗净，掰开），鸡脯肉100克（洗净，切小块）。锅内加适量水，大火烧沸后，放入海参、银耳、鸡脯肉，再烧沸，加入生姜丝和食盐，改用小火炖至肉熟烂，淋麻油即成，顿服或分2次热食。本方补血滋阴，养胃益气。（《中国食疗本草新编》）

备注：①海参水发方法，将海参用水浸泡1夜，取出洗净，加适量水大火煮，沸后再煮1分钟，冷却后放入冰箱冷藏，每天煮1次，共4次。②国内外科学家研究发现，海参营养成分和活性物质最丰富的部位，是海参体壁真皮结缔组织体壁内腔膜和真皮结缔组织内腺管（民间俗称海参里子和筋），这些组织富含海参酸性黏多糖、岩藻多糖、海参皂苷，海参素等活性物质。因此，在使用加工时，这两部分不要丢弃。

海 蜇

【出处】《食物本草会纂》。

【来源】为根口水母科动物海蜇 *Rhopilema esculenta* Kishinouye 和黄斑海蜇 *Rhopilema hispidum* Vanhoeffen 的口腕部。

【异名】石镜、水母、海折、海蜇头（俗称）等。

【药性】味咸，性平。归肝、肾、肺经。

【功能】清热平肝，化痰消积，润肠通便。

【用法用量】水煎服，30~60克。制作菜蔬，常凉拌生吃，亦可烧汤或炒食。

【使用注意】

1. 海蜇生食较难消化，不可过量食用。

2. 本品不宜和白糖同腌渍，否则不能久藏。

【现代研究】

成分：海蜇含蛋白质，脂肪，糖类，钙、磷、铁、碘等元素，维生素 B_1、维生素 B_2，烟酸和胆碱等。

药理：海蜇煎液静脉注射麻醉兔，可以降低血压，并使小肠容积增加（舒张血管），肾容积缩小（可能由于肾缺血）。以此煎液灌注于兔耳血管及蛙全身血管后，亦有扩张血管的作用。

 眼病食疗方例

1. 用于高血压眼底病变，视网膜动脉硬化、出血、渗出。

雪羹汤：海蜇30~50克（漂净，切成小块），荸荠4~8枚（连皮，洗净，切片）。二味以水约1000毫升煮至250毫升，空腹顿服，饮汤食荸荠，海蜇可蘸调料食。每日1剂。本方清肝凉血，化痰软坚；降血压。（《中国食疗名方300首》）

2. 用于中心性浆液性脉络膜视网膜病变，黄斑部水肿（盘状神经上皮浆液性脱离），黄白色点状渗出较多。

黄瓜姜丝海蜇，与黄瓜、生姜丝同用，以清热利水，化痰软坚。详见第二章第一节黄瓜条。

【附】海蜇皮　根口水母科动物海蜇和黄斑海蜇的伞部。味咸，性平。归肝、肾经。功能化痰消积，祛风解毒。眼病食疗应用：用于高血压眼底病变，视网膜动脉硬化、出血、渗出。①海蜇皮120克（漂净，切小块），鲜荸荠360克（连皮，洗净，切片）。二味加水1000毫升，煎至250毫升，空腹分2次服，饮汤食荸荠，海蜇皮可蘸调料食，每日1剂，可长期食用。本方清热凉血，化痰软坚；降血压。（《山东药用动物》《中国食疗本草新编》）②海蜇拌芹菜：海蜇皮100克（漂净，切丝，浸入凉开水中备用），芹菜100克（去根，连叶洗净，放入沸水锅中焯熟，捞出，切段）。将海蜇皮和芹菜同放入盘中，加入食盐、醋、生姜丝、麻油，拌匀，腌渍入味即成，分2次佐餐食用，每日1剂。功用同上方。（《中国食疗本草新编》）

鲎 肉

【出处】《食疗本草》。

【来源】为鲎科动物中国鲎 *Tachypleus tridentatus*（Leach）（又名：三叶虫、马蹄蟹、东方鲎、三刺鲎、两公婆）的肉。

【异名】鲎鱼肉。

【药性】味辛、咸，性平，有毒。

【功能】清热明目，解毒消肿。

【用法用量】水煎服，5～10克（干品）；鲜品煮食，适量。制作菜蔬，可炒、蒸等。

【使用注意】

1. 鲎的胃肠有毒，不能食用。在宰杀过程中，剥离鲎肉时，肠不能刺破，若被刺破，会流出灰色的有毒液体，当液体浸入鲎肉时，全部鲎肉会变厚并含有毒素而不可食用。

2. 鲎血呈蓝色，含铜，食用过多能引起中毒。

【现代研究】成分：中国鲎肉含胆固醇78.0%和少量C_{26}-、C_{27}-、C_{28}-、C_{29}-甾醇。血细胞含鲎肽，鲎肽Ⅰ，鲎肽Ⅱ，还含血细胞溶菌产物。胚胎含两组蛋白质，一组为血蓝蛋白，一组命名为B-1蛋白质，B-2蛋白质和残余蛋白质。另外，中国鲎还含酶类、多糖、生物碱及维生素

B~T~（肉毒碱）等。（《中华海洋本草》第 3 卷）

【文献摘要】《中国药用海洋生物》："清热解毒。治脓疱疮，白内障。"《中国中药资源志要》："明目。用于青光眼，痔疮。"《中华本草》："主治目赤肿痛，翳膜遮睛，痔疮，脓疱疮。"

 眼病食疗方例

1. 用于抗青光眼术后，眼压基本控制，或伴眼胀、头晕、耳鸣，属阴虚阳亢者。

鲨鲜肉适量（洗净，切块），鲨卵适量（洗净）。将二味加适量水及黄酒，生姜、葱等，煮熟，饮汤食肉及卵，每日 1 次。本方滋阴潜阳，平肝明目。（《南海海洋药用生物》《食疗百病》）

2. 用于年龄相关性白内障初起期。

鲨鲜肉适量（洗净，切块），猪肝 100 克（洗净，切片）。二味同入锅，加适量水及黄酒、生姜、葱，煮熟，饮汤，鲨肉及猪肝蘸调料食，每日 1 剂。本方养血滋阴，补肝明目。（《青岛中草药手册》）

备注：①目前全世界鲨的种类不多，其中中国鲨和美洲鲨，均已作为鲨试剂的原料。另外，尚有南方鲨、圆尾鲨、黄鲨等。（《中华本草》）②据报道，泰国经常引起食物中毒的圆尾鲨，卵中有毒成分主要是河豚毒素（TTX）和脱水河豚毒素，还含有微量的石房蛤毒素（STX）和新石房蛤毒素。

鳖 肉

【出处】《名医别录》。

【来源】为鳖科动物中华鳖 *Trionyx sinensis*（Wiegmann）（又名团鱼，神守，甲鱼，圆鱼，脚鱼等）或山瑞鳖 *Trionyx steindachneri* Siebenrock

的肉。

【药性】味甘、性平。归肝、肾经。

【功能】滋阴补肾，清退虚热。

【用法用量】煮食，250～500克。制作菜蔬，可炖、红烧、蒸、烧汤等。

【使用注意】

1. 鳖肉滋腻性寒，一次性不宜食用过多。

2. 脾胃阳虚大便溏泄者不宜食用。

3. 孕妇慎服。

【现代研究】成分：鳖肉含蛋白质，脂肪，碳水化合物，谷氨酸、天门冬氨酸、亮氨酸、赖氨酸等10种氨基酸及钙、钠、铝、钾、锰、铜、锌、磷、镁等元素，维生素A、维生素B_1、维生素B_2，烟酸等。

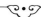

眼病食疗方例

1. 用于年龄相关性白内障初起期，属肝肾阴虚者。

①鳖鱼滋阴汤：鳖鱼1只（300～500克）（宰杀后，放入沸水锅中烫数分钟，剁去头爪、揭去鳖甲，掏去内脏，洗净，切成小块），枸杞子30克（洗净），熟地黄15克（洗净）。将鳖肉与枸杞子、熟地黄同放入锅内，加入适量水及黄酒、葱、生姜、食盐，大火烧沸，改用小火炖熬至鳖肉熟透即成。佐餐饮汤食鳖肉。本方滋补肝肾。（《中医食疗》）②甲鱼二子汤：即鳖鱼滋阴汤方去熟地黄，加女贞子15克，制法、服法、功效与鳖鱼滋阴汤方相同。（《眼科病食物疗法》）

2. 用于抗青光眼术后，眼压稳定，视功能损害者。

鳖肉适量，花生仁30克。二味同入锅，加适量水及黄酒、生姜、葱、食盐，先用大火煮沸，改用小火慢炖，至甲鱼肉烂熟，佐餐食用，每日1剂，可连续服用。本方补肾益脾，滋阴明目。（《进补全书》）

3. 用于中心性浆液性脉络脉视网膜病变的恢复阶段。

赤豆炖甲鱼：甲鱼1只（重约300克）（宰杀，取肉切块），赤豆60克（洗净，温水浸泡1~2小时），冬瓜500克（连皮，洗净，切块）。先将甲鱼肉入锅内，加适量水及黄酒、生姜、葱，煮至半熟，再加入冬瓜、赤豆，大火烧沸后，改用小火慢炖1小时，至肉烂豆熟，加食盐调味，佐餐食用。本方滋阴补肾，利水消肿。适用于黄斑部水肿（盘状神经上皮浆液性脱离）未完全吸收者。（《眼科病食物疗法》）

【附】鳖血 中华鳖或山瑞鳖的新鲜血液。味甘、咸，性平。功能滋阴清热，活血通络。眼病食疗应用：用于颜面神经麻痹（口眼㖞斜）。新鲜鳖血适量，生乌头末适量。将生乌头末掺于鳖血中，调成糊状，涂于患侧，即斜左涂右，斜右涂左，每日1次，可于晚9时左右开始涂敷，至次日晨揭掉洗净。本方活血通络祛风，并利用鳖血干燥后能牵引面部肌群，刺激神经，促进瘫痪的肌群修复。（《肘后方》）

备注：山瑞鳖为国家二级保护动物，禁止滥捕。

第六章

造酿类

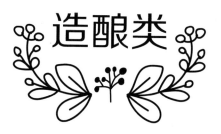

第一节　糖类

白砂糖

【出处】《本草纲目》。

【来源】为禾本科植物甘蔗 *Saccharum sinensis* Roxb. 的茎中液汁，经精制而成的乳白色结晶体。

【异名】石蜜、白糖、糖霜、白霜糖等。

【药性】味甘，性平。归脾、肺经。

【功能】和中缓急，生津润燥。

【用法用量】入汤和化，10～15 克。

【使用注意】

1. 儿童不宜过多食用。

2. 糖尿病患者不宜食用。

【现代研究】成分：白砂糖含蛋白质，钙、铁等元素及维生素 B_2 等。

 眼病食疗方例

1. 用于年龄相关性白内障初起期，偏于脾虚者。

参枣米饭，与党参、大枣、糯米同用，以增强健脾益气明目功效。详见第一章第一节大枣条。

2. 用于慢性结膜炎，伴干涩者。

梨膏、荸荠雪梨汁，与梨、荸荠等同用，以增强生津润燥功效。详见第一章第二节梨条、第二章第三节荸荠条。

3. 用于矫味，如蒸服动物胆汁时调白糖服。详见第四章第二节鸡肝条。

【附】冰糖　禾本科植物甘蔗茎中的液汁，制成白砂糖后再煎炼而成的冰块状结晶。味甘，性平。归脾、肺经。功能健脾和胃，润肺止咳。眼病食疗应用：常用作调味，如银耳与茶同用时，配以冰糖。详见第三章第一节银耳条。

赤砂糖

【出处】《随息居饮食谱》。

【来源】为禾本科植物甘蔗 *Saccharum sinensis* Roxb. 的茎中液汁，经精制而成的赤色结晶体。

【异名】沙糖、紫沙糖、黑沙糖、红糖、黄糖等。

【药性】味甘，性温。归肝、脾、胃经。

【功能】补脾，养血，缓肝，活血，散瘀。

【用法用量】开水、黄酒或药汁冲服，10～15克。

【使用注意】同白砂糖。

【现代研究】成分：赤砂糖含蔗糖，蛋白质，钙、铁、锰、锌、铬等元素及维生素 B_2，烟酸，胡萝卜素等。

【文献摘要】《饮膳正要》："主心腹热胀，止渴，明目。"

眼病食疗方例

1. 用于迎风流泪，泪道通畅者。

与苹果皮同用，以养血，缓肝，止泪。详见第一章第二节苹果条。

2. 用作视神经萎缩患者的保健，适用于气血瘀滞者，或舌有瘀斑。

油菜红糖粥，与菜薹、粳米同用，以活血祛瘀，通窍明目。详见第二章第二节菜薹条。

蜂 蜜

【出处】《本草纲目》。

【来源】为蜜蜂科动物中华蜜蜂 *Apis cerana* Fabr. 或意大利蜜蜂 *Apis mellifera* L. 在蜂巢中酿成的糖类物质。

【异名】石蜜、食蜜、白蜜、蜜糖、蜂糖等。

【药性】味甘、性平。归脾、胃、肺、大肠经。

【功能】调补脾胃，缓急止痛，润肺止咳，润肠通便，润肤生肌，解毒。

【用法用量】冲调内服，15～30克。

【使用注意】

1. 大便不实者不宜食用。

2. 糖尿病患者慎服。

【现代研究】

成分：蜂蜜中主要含葡萄糖和果糖，还含少量蔗糖，麦芽糖，糊精，有机酸，蛋白质，挥发油，蜡，花粉粒，维生素 B_1、维生素 B_2、维生素 B_6、维生素 C、维生素 K、维生素 H（生物素），淀粉酶，转化酶，过氧化酶，脂酶，生长刺激素，乙酰胆碱，烟酸，泛酸，胡萝卜素和钙、硫、磷、镁、钾、钠、碘等元素。意大利蜜蜂所酿蜂蜜还含 α－甘油磷酸盐脱氢酶。

药理：未经加热的生蜂蜜对化脓性金黄色葡萄球菌、乙型溶血性链球菌、铜绿假单胞杆菌、部分大肠杆菌均有明显杀灭作用；给麻醉兔连续滴注低浓度的蜂蜜时血糖降低，而高浓度时则血糖升高；蜂蜜经处理后给犬静脉注射，可使血压下降，冠脉扩张。此外，蜂蜜还有滋补强壮与促进组

织再生功能、增强体液免疫功能、抗肿瘤、缓泻等作用。

【文献摘要】《名医别录》："主……明耳目。"《本草拾遗》："主……唇口疮，目肤赤障，杀虫。"《医学入门》："又治目生珠管、肤翳、赤肿，口舌生疮……"

眼病食疗方例

1. 用于原发性青光眼高眼压。

蜂蜜100克。将蜂蜜加温开水少许，顿服，每日2次。眼压不很高者，取蜂蜜250克，加冷开水250毫升，和匀，每次50毫升，加温顿服，每日3次。蜂蜜为高渗剂，可提高血液内渗透压，脱水降眼压。(《眼病食疗》)

2. 用于青少年假性近视眼的防治。

与牛奶、鸡蛋等同用，以补充蛋白质、脂肪、钙、磷及多种维生素，增强睫状肌的肌力与巩膜的坚韧性。详见第四章第三节牛乳条。

3. 用于年龄相关性白内障初起期。

桑椹蜜膏，与桑椹子同用，以补血、益精、明目、强身。详见第一章第二节桑椹子条。

4. 用于眼干燥症，伴口鼻干燥，舌光红少津无苔，属肺燥阴虚者。

与百合同用，以滋阴润燥。详见第二章第三节百合条。

5. 用于睑缘炎。

纯净蜂蜜适量。以消毒玻璃棒挑取蜂蜜涂患处，勿入眼内，每日3次。本方解毒止痒，润肤生肌。溃疡性睑缘炎（睑弦赤烂）尤宜。[《中级医刊》1966，(6)]

【附】蜂乳　蜜蜂科动物中华蜜蜂或意大利蜜蜂的工蜂咽腺及咽后腺分泌的乳白色胶状物。味甘、酸，性平。功能滋补，强壮，益肝，健脾。眼病食疗应用：用于年龄相关性白内障初起，如与豆浆、核桃仁同用，以益虚补肾明目。详见第一章第一节胡桃仁条。

第二节　调料、油料类

大　蒜

【出处】《本草经集注》。

【来源】为百合科植物大蒜 *Allium sativum* L. 的鳞茎。

【异名】胡蒜、葫、独头蒜、独蒜、蒜头、大蒜头等。

【药性】味辛，性温。归脾、胃、肺、大肠经。

【功能】温中行滞，解毒，杀虫。

【用法用量】水煎服，5～10克；或生食，或煮、煨食用。生食宜较小量，熟食宜较大量。制作菜蔬，常作配料调味，亦可用糖、醋、酱油等腌制。

【使用注意】

1. 本品辛温，急性炎性眼病不宜食用生品。

2. 胃、十二指肠溃疡或慢性胃炎患者不宜食生品。

【现代研究】

成分：大蒜含蛋白质，脂类，糖类，钙、磷、铁等元素及维生素 B_1、维生素 B_2、维生素 C，烟酸。大蒜油中有多种含硫挥发性化合物，主要为大蒜素（二烯丙基三硫醚）。大蒜还含大蒜辣素、蒜氨酸及苷类、多糖类、脂类、酶类等。

药理：大蒜有抗细菌、抗病毒、抗真菌及抗原虫作用，其中大蒜水浸液（1∶1）及所含挥发油性物质在试管内对多种致病真菌均呈较显著的杀灭作用。眼科临床将大蒜制剂用于霉菌性角膜炎的治疗。大蒜还有降血脂与抗动脉粥样硬化，降低血黏度、抑制血小板聚集及溶栓、降血糖、抗肿瘤、抗突变等作用。

【文献摘要】《名医别录》："久食伤人，损目明。"《日用本草》："久食伤肝胆，损目光，生痰助火，昏神。"《医学入门》："熟食亦可，若生食、久食，伤肝损目……"

眼病食疗方例

1. 用于禽类、水产类药膳中调味，用时量宜少。

2. 用于高血压眼底病变，视网膜动脉硬化。

①大蒜粥：紫皮大蒜 30 克（去皮），粳米 60 克。先将大蒜放入沸水锅中煮 1 分钟后捞出，再将粳米放入煮蒜水中，大火烧沸，改用小火熬煮，至米将熟，将大蒜重新放入，米熟即成，当早、晚餐服，每日 1 剂。本方降血压、降血脂，抗动脉硬化。（《药膳食谱集锦》增补版）②鲜嫩大蒜头 500 克（连皮），红糖 100 克，醋适量。将蒜头置容器内，加入醋，以能浸没为度，再加入红糖，蒜头浸泡半个月后食用，每次服 1 ~ 2 瓣，每日 2 ~ 3 次。功用同上方。（《中国传统饮食宜忌全书》）

生 姜

【出处】《名医别录》。

【来源】为姜科植物姜 *Zingiber officinale* Rosc 的新鲜根茎。

【异名】姜、鲜姜。

【药性】味辛，性温。归肺、胃、脾经。

【功能】散寒解表，降逆止呕，化痰止咳，解诸毒。

【用法用量】水煎服，3～10克；或捣汁冲服。制作菜蔬，常作配料调味，亦可用糖、醋等腌制。

【使用注意】

1. 本品不宜长期服用。

2. 眼部急性炎性疾病不宜多量食用。

3. 腐烂的生姜含有较多的有毒物质黄樟素，不能食用。

【现代研究】

成分：生姜油含α-姜烯、β-檀香萜醇、β-水芹烯等数十种挥发性成分。生姜中含辛辣成分，主要为6-姜辣醇、3-姜辣醇、4-姜辣醇、5-姜辣醇等。生姜还含呋喃大牻牛儿酮、2-哌啶酸及天冬氨酸、谷氨酸、丝氨酸等多种氨基酸。

药理：生姜的60%醇提取物对金黄色葡萄球菌、白色葡萄球菌、铜绿假单胞菌等均有显著抑制作用；鲜姜提取物可清除超氧阴离子自由基，抑制鼠肝匀浆脂质过氧化反应，清除羟自由基，具抗氧化作用。此外，生姜还有解热、镇痛和抗炎、抗血小板聚集、止吐等作用。

【文献摘要】《本草纲目》："食姜久，积热患目，珍屡试有准。"

 眼病食疗方例

1. 用于调味。

①在制作禽兽类、水产类药膳时加入少量生姜，以解异味。②增加药膳香气，炒菜前先将生姜和葱切成碎末，一起下油锅中炒至金黄（俗称"爆香"），然后再下其他菜类。

2. 用于鳞屑性睑缘炎。

薄姜散：生姜汁适量，薄荷（干品）适量。将薄荷放入生姜汁中浸一夜，取出，晒干，研末，每次取3克，沸汤冲泡，取液，待温后，用消毒纱布蘸液洗眼，每日2次。本方疏风，散火，止痒。（《五官百病千家妙

方》)

3. 用于颜面神经麻痹（口眼㖞斜），发病初期。

星姜贴㖞膏：生姜汁适量，天南星适量（家用粉碎机打成细末）。用生姜汁调天南星末，呈膏状，摊纱布上（或纸上），贴于患侧（即左斜贴右，右斜贴左），每日 1 次。本方祛风散寒，活络化痰。（《五官百病千家妙方》）

花 椒

【出处】《日用本草》。

【来源】 为芸香科植物花椒 *Zanthoxylum bungeanum* Maxim.、青椒 *Zanthoxylum schinifolium* Sieb. et Zucc. 的果皮。

【异名】青花椒、香花椒、川椒、秦椒、蜀椒、南椒、巴椒、点椒等。

【药性】味辛，性温，小毒。归脾、胃、肾经。

【功能】温中止痛，除湿止泻，杀虫止痒。

【用法用量】水煎服，3~6 克。外用：适量，煎水外洗，或研末调敷。

【使用注意】

1. 炎性眼病不宜食用。

2. 阴虚火旺者忌服。

3. 孕妇慎服。

【现代研究】

成分：花椒果皮中含挥发油，其主要成分为柠檬烯、1,8-桉叶素、月桂烯等。果皮中还含生物碱。

药理：花椒的水浸液、挥发油或水溶物都具有局部麻醉作用；花椒烯醇浸液也有局部麻醉作用，对家兔角膜表面麻醉的效力较丁卡因稍弱。花椒还有镇痛抗炎作用。

【文献摘要】《神农本草经》："秦椒：主风邪气，温中除寒痹，坚齿发，明目。"

眼病食疗方例

1. 用于制作禽兽类、水产类药膳时调味。

2. 用于睑腺炎初起，未化脓者。

花椒 3 克，柳枝（嫩枝条，剪段，洗净）20 克。二味水煎取液，用毛巾浸液，热敷眼部，每日 2～3 次。本方解毒止痛，散结消肿。（《食疗妙方》）

备注：柳枝为杨柳科植物垂柳的枝条，味苦，性寒，归胃、肝经。功能祛风利湿，解毒消肿。

食 盐

【出处】《名医别录》。

【来源】为海水或盐井、盐池、盐泉中的盐水经煎、晒而成的结晶体。

【异名】盐、咸鹾、海盐、井盐、池盐、岩盐、大盐、戎盐等。

【药性】味咸，性寒。归胃、肾、大肠、小肠经。

【功能】清火，凉血，解毒，软坚，杀虫，止痒。

【用法用量】沸汤溶化服，0.9～3 克。外用：可配制成 0.9% 生理盐水（991 毫升凉开水中加入 9 克精制盐）洗眼。

【使用注意】

1. 不宜过量食用。

2. 水肿患者不宜食用。

3. 高血压患者应控制盐的摄入量。

【现代研究】成分：主要为氯化钠，又因来源和制法上的不同，夹杂的物质也有所差异。常含有氯化镁、硫酸镁、硫酸钠、硫酸钙及不溶物质等。

【文献摘要】《本草拾遗》："按盐本功外，除风邪，吐下恶物，杀虫，明目，去皮肤风毒，调和腑脏，消宿物，令人壮健。"《日华子本草》："……明目，止风泪邪气……"《本草纲目》："故服补肾药用盐汤者，咸归肾，引药气入本脏也。"《随息居饮食谱》："擦牙固齿，洗目去翳……"

眼病食疗方例

1. 用于药膳中调味。

2. 用于急、慢性结膜炎及沙眼进行期。

淡盐水（0.9%生理盐水）适量。每日清晨用淡盐水洗眼。本方清火解毒。（《古今家庭食疗方法精选》）

3. 用于睑腺炎初起，未化脓者。

食盐 15 克。将盐用开水溶解，用毛巾或纱布蘸盐水，湿热敷患眼，每次 5~10 分钟，症状轻者 3~5 小时 1 次，重者 1~2 小时 1 次。本方消肿止痛。（《家用谷物果菜治病小窍门》）

4. 用于送服补肾明目类成药。如服杞菊地黄丸，空腹用淡盐开水送服。以引药气入肾经。

葱 白

【出处】《名医别录》。

【来源】为百合科植物葱 *Allium fistulosum* L. 的鳞茎。

【异名】葱茎白、葱头白等。

【药性】味辛，性温。归肺、胃经。

【功能】发表，通阳，解毒，杀虫。

【用法用量】水煎服，9~15克。制作菜蔬，常作配料调味。

【使用注意】

1. 本品辛温，急性炎性眼病不宜多量食用。

2. 表虚多汗者慎服。

【现代研究】

成分：鳞茎含黏液质，粗脂肪，粗蛋白，粗纤维，无氮浸出物，戊聚糖，多糖类。其中黏液质主要成分是多糖，其次是纤维素，半纤维素，果胶，还含糖，维生素 B_1、维生素 B_2、维生素 C，烟酸，胡萝卜素，草酸，脂类，亚麻酸，亚油酸等。此外，鳞茎还含挥发油，油中主要成分为大蒜辣素，二烯丙基硫醚。

药理：葱白挥发性成分对白喉杆菌，结核杆菌、痢疾杆菌、金黄色葡萄球菌及链球菌等均有抑制作用。葱白还有镇静、镇痛及发汗，祛痰，利尿等作用。

【文献摘要】《名医别录》："……利五脏，益目睛，杀百药毒。"《医学入门·本草》："又能通肾阳气，倬阴证回阳，除肝邪气，明目安胎，止血和中，利五脏，杀百药毒及一切鱼肉毒。"

眼病食疗方例

1. 用于调味。

①制作禽兽类、水产类药膳时配葱白，以解异味。②增加药膳香气，常与生姜同用，详见本节生姜条。

2. 用于视疲劳、青少年假性近视等症。

与猪肝、鸡蛋同用，以升发清阳之气，而助明目之功。详见第四章第二节猪肝条。

【附】葱实（葱子）　百合科植物葱的种子。味辛性温，功能温肾，明目，解毒。眼病食疗应用：可用于近视引起的视疲劳，宜于老年脾肾亏虚者。葱子1汤匙或10克（捣成粗末），大米50克。将葱子末加适量水，煎煮约20分钟，滤渣取汁，将葱子煎液和大米同入锅内，补加适量水，大火烧沸后，改用小火煮至米烂粥成，1次食用，每日1剂。本方温肾补脾，益精明目。(《寿亲养老新书》《本草纲目》《常见疾病饮食疗法与禁忌》)

备注：葱的种类较多，基本可分为小葱、大葱两类，药用及调味多用小葱。

辣 椒

【出处】《植物名实图考》。

【来源】为茄科植物辣椒 *Capsicum annuum* L. 的果实。

【异名】番椒、辣茄、海椒、红海椒、辣子、牛角椒、大椒等。

【药性】味辛，性热。归脾、胃经。

【功能】温中健胃，散寒燥湿，下气消食，发汗解表。

【用法用量】入丸、散，1~3克（干品）。制作菜蔬，常作调味配料。

【使用注意】

1. 辣椒辛热，炎性及出血性眼病不宜食用。

2. 阴虚火旺者不宜食用。

【现代研究】

成分：辣椒果实中含蛋白质，糖类，钙、磷、铁等元素，维生素 B_1、维生素 B_2、维生素 C，烟酸，胡萝卜素。其中维生素 C 含量高，每百克辣椒（青、尖）中含维生素 C185 毫克，居蔬菜中第一位。辣椒果实中还含辣椒碱类成分，多种低沸点和高沸点挥发性羧酸，以及隐黄质，辣椒红素，茄碱，柠檬酸，苹果酸等。

药理：辣椒酊或辣椒碱内服，可作健胃剂，有促进食欲、改善消化的作用。辣椒还有镇痛，抗炎等作用。

眼病食疗方例

用于制作禽兽类药膳时调味，常切丝，用量小。

【附】青椒 茄科植物辣椒改良品种的果实，又名灯笼椒、柿子椒、菜椒、甜椒等。青椒比辣椒的果实较大，果肉较厚，辣味较淡或不辣。青椒作蔬菜食用而不作为调味料，也不作为药用。青椒富含维生素 C，但含量较辣椒为少。眼病食疗应用：用于年龄相关性白内障初起期。凉拌银芽：青椒 1 只（洗净去籽，切丝，入沸水中稍烫数分钟），绿豆芽 250 克（拣去根部，洗净）。先将绿豆芽放入锅内，用沸水烫熟，捞起放入冷开水中浸几分钟，再捞起放入碗内，再将青椒丝放入绿豆芽内，加食盐、黄酒、白糖、麻油拌匀即成，佐餐食用。本方补充维生素 C 及蛋白质。（《家常菜治疗常见病》）

备注：①青椒有多种不同的品种，有的青椒呈长灯笼形，果肉稍薄，有辣味。有的青椒呈方灯笼形，果肉厚，没有辣味。新培育的青椒品种还有红、黄、紫等多种颜色。②未成熟的辣椒，也可称作青椒，不能与辣椒的改良品种青椒相混淆。

醋

【出处】《名医别录》。

【来源】为用高粱、米、大麦、小米、玉米等或低度白酒为原料酿制而成的含有乙酸的液体。亦有用食用冰醋酸加水和着色料配成，不加着色料即成白醋。

【异名】苦酒、醯、淳酢、米醋等。

【药性】味酸、甘，性温。归肝、胃经。

【功能】散瘀消积，止血，解毒。

【用法用量】入汤剂，10～30毫升；或稀释服；或拌制其他药物；或作浸渍用。制作菜蔬，用作调料。外用：调药敷，或熏蒸。

【使用注意】

1. 不宜多食。

2. 胃溃疡、胃酸过多患者不宜食用。

3. 筋脉拘挛者慎服。

【现代研究】

成分：含乙酸，高级醇类，3－羟基丁酮，二羟基丙酮，酪醇，乙醛，甲醛，乙缩醛，琥珀酸，草酸及山梨糖等。

药理：乙酸对甲型链球菌、卡他球菌、肺炎链球菌、白色葡萄球菌等致病菌，有很好的抑菌和杀灭作用。用高脂食饵法建立的高脂鹌鹑模型，给予食醋，能够抑制鹌鹑胆固醇和甘油三酯水平的增高，具有降血脂作用。(《广西预防医学》2000，6 (6))

【文献摘要】《现代实用中药》："外用消痈肿，适用于诸般肿毒未化脓者。"

 眼病食疗方例

1. 用于调味。在制作羊肝药膳时常用醋，以解羊肝异味，亦利用其酸味，作引经之用，增强补肝明目功效。

2. 用于睑腺炎，未化脓者。

①生地汁醋方：醋适量，鲜生地黄20克。将鲜生地黄捣烂取汁，与等量醋调匀，搽患处，勿入眼内，每日3～4次。本方清热解毒消肿。(《新编醋蛋治百病》) ②玉枢丹（紫金锭）醋方：白醋适量，外用紫金锭1锭。将紫金锭与白醋磨成糊状，涂患处，勿入眼内，每日2～3次。功用同上方。(《新编醋蛋治百病》)

3. 用于鳞屑性睑缘炎。

蚕沙醋调方：醋适量，蚕沙4～6克。将蚕沙置平底锅上焙焦，研极细末，与醋调成糊状，用玻璃棒蘸少量药糊涂患处，勿入眼内，每日 2～3 次。本方祛风活血，解毒止痒。（《新编醋蛋治百病》）

4. 用于视网膜动脉硬化，血脂高者。

①醋 1000 毫升，花生米 500 克（洗净，不去衣）。将花生米浸泡在醋中 7 日以上（浸泡容器宜密封，浸泡时间宜长），每日晚临睡前取 3～5 粒，嚼碎吞服。本方降血脂，抗动脉硬化。（《醋蛋治百病》）②醋蛋液：醋（或当地优质醋）150～180 毫升，新鲜鸡蛋 1 枚（洗净，擦干，再用 75% 酒精棉球反复擦洗），蜂蜜或糖适量。将鸡蛋放入广口玻璃瓶或瓷容器中，倒入醋，密封 48 小时（如用当地优质醋，则浸泡时间应适当延长），待蛋壳软化，仅剩薄蛋皮包着胀大了的鸡蛋时，启封，用筷子将蛋皮挑破，弃鸡壳，将蛋清、蛋黄与醋搅匀，放置冰箱内冷藏 24 小后即可食用。清晨空腹时服 25～30 毫升（每枚醋蛋液能服 5～7 次），服时可加入蜂蜜（或糖）及 2～3 倍的温开水，每天 1 次。功用同上方。（《醋蛋治百病》）

麻 油

【出处】《本草经集注》。

【来源】为胡麻科植物芝麻 *Sesamum indicum* DC. 的种子榨取的脂肪油。

【异名】胡麻油、乌麻油、脂麻油、香油、生油、芝麻油等。

【药性】味甘，性凉。归大肠经。

【功能】润肠通便，解毒，生肌。

【用法用量】内服：生用或熬熟，适量。外用：涂搽。

【使用注意】脾虚便溏者不宜食用。

【现代研究】成分：麻油含油酸，亚油酸，硬脂酸，棕榈酸、木蜡酸（二十四酸），维生素 E，卵磷酸，固醇，蛋白质，烟酸，叶酸等。

【文献摘要】《日华子本草》："陈油：煎膏，生肌长肉，止痛，消痈肿，补皮裂。"

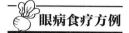

眼病食疗方例

1. 用于调味，多用于凉拌菜及汤中。

2. 用于溃疡性睑缘炎（睑弦赤烂）。

一抹膏：麻油适量，蚕沙适量。将蚕沙加入麻油中浸泡 2 ~ 3 天，用玻璃棒蘸油涂患处，勿入眼内，每日 2 ~ 3 次。本方祛风除湿，解毒生肌。（《五官百病千家妙方》）

第三节　饮料类

茶　叶

【出处】《宝庆本草折衷》。

【来源】为山茶科植物茶 *Camellia sinensis*（L.）O. Kuntze 的嫩叶或嫩芽。

【异名】茶、茗、菽、腊茶、茶芽、芽茶、细茶、酪奴等。

【药性】味苦、甘，性凉。归心、肺、胃、肾经。

【功能】清头目，除烦渴，消食，化痰，利尿，解毒。

【用法用量】水煎服，3～10 克。作饮料用沸水冲泡，适量。外用：研末调敷，或煎汤外洗。

【使用注意】

1. 失眠及习惯性便秘者不宜饮茶。

2. 服人参、土茯苓及含铁药物者不宜饮茶。

3. 孕妇及哺乳妇不宜多饮茶。

4. 不饮隔夜已变质的茶。

【现代研究】

成分：茶叶主要含黄酮类成分茶多酚（茶鞣质），以黄烷醇类化合物为主，主要有左旋表没食子儿茶素酯、左旋表没食子儿茶素、没食子酸表儿茶素酯等。茶叶还含嘌呤类生物碱，以咖啡因为主，另含有可可豆碱，茶碱，黄嘌呤。茶叶中氨基酸类成分以茶氨酸为主。茶叶又含多种三萜皂苷、精油及维生素 B_2、维生素 C，胡萝卜素等。

药理：茶叶中的咖啡因和茶碱能抑制肾小管再吸收而有利尿作用。其中茶碱可增加强效利尿药的作用，如与碳酸酐酶抑制剂（如具有降眼压作用的乙酰唑胺、甲基乙唑磺胺等药物）合用，则利尿作用加强。茶叶还有降血压、降血脂、抗动脉硬化、降血糖、抗菌、抗癌、抑制血小板聚集、抗血栓、抗氧化、延缓衰老、增强毛细血管抵抗力、兴奋中枢神经等作用。

【文献摘要】《脏腑药式补正》："茗本苦泄，清热下行，固其所长，唯能清肝，故主明目。"《本经逢原》："凡茶皆能降火清头目。"《本草求真》："凡一切食积不化，头目不清，痰涎不消，二便不利，消渴不止，及一切便血、吐血、衄血、血痢，火伤目疾等症，服之皆能有效。"

眼病食疗方例

1. 用于急性结膜炎。

①茶叶 3 克，食盐 1 克。二味用开水冲泡，代茶频饮，每日 2～4 剂。本方清热退赤。（《古今家庭食疗方法精选》）②菊花龙井茶：龙井茶 3 克，菊花 10 克。二味同置保温杯中，用沸水冲泡，盖闷 10 分钟左右，频频代茶饮服，每剂可用沸水反复冲泡 2～3 次，症状重者可每日 2 剂。本方疏风，清热，解毒。本方亦可用于慢性结膜炎。（《中华药茶谱》）

2. 用于慢性结膜炎。

枸杞茶：红茶 5 克，枸杞子 15 克。二味放入保温杯中，倒入沸水加盖闷泡 10 分钟即可，当茶饮用，每日 1 剂。本方清热养血明目。适用于干涩，视糊者。本方亦可用于眼干燥症。（《天然民间疗法》）

3. 用于鳞屑性睑缘炎。

消炎洗眼茶：优质绿茶 25 克。将绿茶加水 1500～2000 毫升，煎煮至1000 毫升，取汁，使温度适度，用清洁毛巾或纱布沾洗患眼，每日 3～4

次，每日 1 剂。本方清热解毒，止痒消肿。本方亦用于急、慢性结膜炎。（《中华药茶谱》）

4. 用于睑腺炎，未化脓者。

茶叶末适量（研极细），生清油（菜籽油）适量。将生清油倒入茶叶末中，调为糊状；患眼先湿热敷 10 ~ 20 分钟，然后挑清茶油膏涂于患处，勿流入眼内，用纱布包封患眼，每日 3 次。本方清热解毒消肿。（《茶酒治百病》修订本）

5. 用作急性闭角型青光眼急性发作期的饮料。

①芦笋绿茶：绿茶 3 克，鲜芦笋 100 克（洗净，切碎）。将二味同入砂锅，加 500 毫升水，煮沸 10 分钟后，去渣取汁，当茶，频频饮用，当日服完。本方泻火利尿，清利头目。（《眼科病食物疗法》）②菊花脑绿茶：绿茶 3 克，菊花脑嫩苗芽 20 克（洗净，沥干）。二味同放入大茶杯（或保温杯）中，用沸水冲泡，加盖闷 10 分钟，当茶，频频少量饮用，可反复冲泡 3 ~ 5 次，每日 1 剂。功用同上方。（《眼科病食物疗法》）

备注：茶叶因加工方法不同，一般分为绿茶和红茶两大类。①绿茶是未经发酵制成的茶。鲜叶采摘后，经杀青、揉捻、干燥而成。绿茶保留了鲜叶的天然物质，冲泡后，绿叶青汤。②红茶是经发酵制成的茶。鲜叶采摘后，经凋萎、揉捻、发酵、干燥而成。红茶在加工过程中，茶多酚氧化成茶红素，香气物质也比鲜叶明显增加。红茶冲泡后，红汤红叶。

酒

【出处】《名医别录》。

【来源】为用高粱、大麦、米、甘薯、玉米、葡萄等为原料酿制而成的饮料。因制法不同，酒可分为蒸馏酒和非蒸馏酒两大类，前者如高粱、白酒（又名烧酒）；后者如黄酒、米酒、葡萄酒等。

【药性】甘、苦、辛，性温。有毒。归心、肝、肺、胃经。

【功能】通血脉，行药势。

【用法用量】温饮，适量；或和药同煎；或与药液兑服；或浸药。黄酒常用作药膳调料。

【使用注意】

1. 平素不宜过量饮酒，尤不宜空腹时大量饮酒。白酒每日饮用量不宜超过每千克体重 1 克。

2. 眼病患者忌饮白酒，特别是急、慢性炎性及出血性眼病。

3. 高血压、动脉硬化、糖尿病、神经病、精神病、肝炎、肝硬化及肺结核等患者和孕妇不宜饮用白酒。

【现代研究】

成分：凡酒类都含乙醇。蒸馏酒除乙醇的含量高于非蒸馏酒外，尚含高级醇类、脂肪酸类、酯类、醛类等；又含少量挥发酸和不挥发酸；糖类常不存在，或只存在少量。非蒸馏酒的成分除水、乙醇之外，还含有葡萄糖、糊精、甘油等物质。

药理：酒中所含乙醇有降低眼压作用，可能与其减少垂体后叶抗利尿激素的产生或抑制 Na^+ ，K^+ – AKP 酶有关。高浓度乙醇降压效果差，而且易引起中毒及复视、弱视等症。（《实用眼科药理学》，白元让编著）乙醇还有抑制中枢神经系统、扩张血管（对人冠状血管无益）、引起肝细胞膜脂质过氧化损伤、抑制细胞免疫和体液免疫等作用。

眼病食疗方例

1. 用于浸泡药酒。常用白酒或米酒，放入补肝益肾明目类药物，浸泡后饮用，以起调和气血，引药上行的作用。如枸杞酒、桑椹酒，详见第一章第一节枸杞子条、第二节桑椹子条。

2. 用于制作禽兽类、水产类药膳时调味，常用黄酒，以解异味。

【附】啤酒　大麦为原料，啤酒花（又名蛇麻草）为香料，经过发芽、糖化、发酵而酿制的饮料。啤酒含乙醇（一般为3%～6%）、糖类、蛋白质、二氧化碳、多种维生素及其他营养物质。啤酒味苦、涩，性凉。功能健胃消食，化湿利尿。眼病食疗应用：①用于原发性青光眼高眼压。啤酒300毫升（可根据个体情况适当增减，但不宜过量）。佐餐顿饮，或每日分2～3次佐餐饮用。本方利水，降眼压。（《眼病食疗》、《陕西医学杂志》1995，24（11））②在制作肉类药膳时可作为料酒调味。

西安医科大学第二附属医院眼科佘华宁、王蔼青，对23例（46眼）原发性青光眼病人一次口服啤酒（400±50）毫升，观察眼压变化。结果显示：46眼平均基础眼压为（4.23±1.63）千帕［（31.72±12.22）毫米汞柱］，饮用啤酒后眼压呈下降趋势，在120分钟时降至最低，平均眼压为（2.94±1.21）千帕［（22.05±9.07）毫米汞柱］，眼压下降率为30.39%。饮用啤酒后120分钟时的平均眼压与平均基础眼压相比，经统计学处理 P＜0.001，有显著性差异。（《陕西医学杂志》1995，24（11））

第七章

谷物类

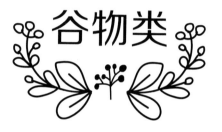

第一节　细粮类

粳　米

【出处】《名医别录》。

【来源】为禾本科植物稻（粳稻）*Oryza sativa* L. 去壳的种仁。

【异名】白米、粳粟米、稻米、大米、硬米等。

【药性】味甘，性平。归脾、胃、肺经。

【功能】健脾益气，除烦渴，止泻痢。

【用法用量】水煎服，9～30克；或水研取汁。制作药膳，煮粥、煮饭食用。

【使用注意】平时不宜多食精制后的粳米，否则会减少无机盐和维生素的摄入。

【现代研究】成分：含75%以上的淀粉，8%左右蛋白质，0.5%～1%脂肪，另含少量维生素 B_1、维生素 B_2、维生素 B_6 等。脂肪部分主要为甾体类和酸性成分和脂类，还含有二十四酰基鞘氨醇葡萄糖，自由脂肪酸。粳米尚含乙酸，延胡索酸，琥珀酸，羟基代乙酸，枸橼酸，苹果酸等多种有机酸，以及葡萄糖，果糖，麦芽糖等单糖和双糖。

【文献摘要】《滇南本草》："治一切诸虚百损，强筋壮骨，生津，明目，长智。"

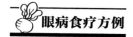**眼病食疗方例**

粳米为制作粥剂的主要原料，在清热明目、活血化瘀等类粥内，起护胃调味作用，如苦瓜粥、板蓝根苡仁粥、山楂粥等。详见第二章第一节苦瓜条、本章第二节薏苡仁条、第一章第一节山楂条。粳米在补益明目类粥内，起健脾益气作用，如杞实粥、鸡肝粥等。详见第一章第一节芡实条、第四章第二节鸡肝条。

备注：本草所载之稻主要有粳（jīng）、糯、籼（xiān）三种，不黏者为粳，黏者为糯，籼则似粳而粒小，细而长。

糯 米

【出处】《千金要方·食治》。

【来源】为禾本科植物糯稻 *Oryza sativae* L. var. *glutinosa* Matsum. 的去壳种仁。

【异名】稻米、江米、元米。

【药性】味甘，性温。归脾、胃、肺经。

【功能】补中益气，健脾止泻，缩尿，敛汗。

【用法用量】水煎服，30～60克。制作药膳，可煮粥煮饭或制醪、酒等。

【使用注意】本品因性极柔黏，不易消化，故脾胃虚弱，消化不良者不宜食用。小儿亦不宜多食。

【现代研究】成分：含多量的支链淀粉及蛋白质，脂肪，糖类，磷、铁、钙等元素，维生素 B_1、维生素 B_2，烟酸等。

眼病食疗方例

1. 用于制作粥剂、饭剂。眼科食疗常与补益明目类食物或药物合用，如桂圆莲子红枣粥、参枣米饭等。详见第一章第一节龙眼肉条、大枣条。

2. 用于制作醪剂或酒剂（发酵酒）。

桑椹醪：糯米 500 克（淘洗，水浸泡 20 小时左右），鲜桑椹 1000 克（洗净，捣汁或榨汁。或用干品 300 克，煎煮，去渣取汁），酒曲 3 克（用少量水搅拌）。将桑椹汁（或煎液）与糯米同入锅中，视桑椹汁（或煎液）的量，可补加适量水，烧煮或蒸成糯米干饭，待凉至温手状态（30℃左右），放入洁净无油的密封容器中，倒入酒曲水，拌匀，在米饭中央挖一个直径 3 厘米的圆洞，盖上密封盖，放置 2 ~ 3 天，周围环境温度保持在 30℃左右（如环境温度较低，可包上棉布放在暖气片上），桑椹醪发酵好后，打开密封盖，在表面淋上纯净水后即停止发酵，放入冰箱冷藏，每日随量佐餐食用。将制作好的桑椹醪过滤取液，即成桑椹酒。（《药膳食谱集锦》增补版）

第二节　杂粮类

白扁豆

【出处】《本草纲目》。

【来源】为豆科植物扁豆 *Dolichos lablab* L. 的白色成熟种子。

【异名】藊豆、白藊豆、南扁豆、沿篱豆、蛾眉豆、羊眼豆、藤豆、眉豆等。

【药性】味甘、淡，性平。归脾、胃经。

【功能】健脾，和中，化湿，消暑。

【用法用量】水煎服，10～15 克。健脾止泻宜炒用；化湿消暑宜生用。制作菜蔬，可烧汤、作羹、煮粥、制作糕点等。

【使用注意】不宜多食，以免壅气伤脾。

【现代研究】

成分：白扁豆含蛋白质，脂肪，淀粉，蔗糖、葡萄糖、水苏糖、麦芽糖、棉子糖等糖类，甲硫氨酸、亮氨酸、苏氨酸等人体必需的氨基酸，钙、磷、铁、镁、锌等元素及维生素 B_1、维生素 C，泛酸，胡萝卜素。白扁豆还含胡芦巴碱，L-2-哌啶酸和具有毒性的植物凝集素，另含甾体。

药理：白扁豆冷盐浸液对活性 E-玫瑰花结的形成有促进作用，即增强 T 淋巴细胞的活性，提高细胞的免疫功能。

🐝 眼病食疗方例

1. 用于年龄相关性白内障初起期。

①扁豆红枣汤：白扁豆 50 克，红枣 10 枚，白糖适量。将白扁豆、红枣温水浸泡 2~3 小时，洗净，放入锅内，加适量水，大火煮沸后，改用小火煮至豆熟，加入白糖，饮汤食豆及枣，每日 1 剂，宜长期食用。本方健脾补气明目。适用于偏于脾气虚者。（《食养食疗与常见病》）②白扁豆 30 克，黑大豆 30 克，黑枣 10 克。将三味温水浸泡 2~3 小时，洗净，放入锅内，加适量水，大火煮沸后，改用小火，煮至豆烂熟，当点心吃，每日 1 剂，服时可加适量白糖调味。本方健脾补肾，益气养血，明目。适用于脾肾两虚者。（《眼病食疗》）

2. 用于中心性浆液性脉络膜视网膜病变，黄斑部水肿（盘状神经上皮浆液性脱离）明显，属水湿上泛者。

与金针菜、薏苡仁、赤小豆同用，以健脾利水消肿。详见第二章第二节金针菜条。

玉 米

（本草正名：玉蜀黍）

【出处】《农政全书》。

【来源】为禾本科植物玉蜀黍 *Zea mays* L. 的种子。

【异名】玉高粱、包谷、玉黍、珍珠米、粟米、苞粟、苞米等。

【药性】味甘，性平。归胃、大肠经。

【功能】调中开胃，利尿消肿。

【用法用量】水煎服，30~60 克；或煮食；或磨粉煮粥；或制作食品。

【使用注意】不宜单独长期大量食用，以免导致营养失衡。

【现代研究】

成分：种子含淀粉、脂肪油、生物碱类，并含有维生素 B_1、维生素 B_2、维生素 B_6、烟酸、泛酸、生物素等 B 族维生素，玉蜀黍黄质、叶黄素等类胡萝卜素，槲皮素、异槲皮苷等黄酮类。还含果胶，玉蜀黍嘌呤，吲哚－3－乙酸等。

药理：玉米胚芽精制粉状物饲喂，可在短期内抑制实验性高血脂大、小鼠血清总胆固醇的升高，升高小鼠高密度脂蛋白胆固醇含量。玉米还有延缓衰老、抗氧化、降血糖等作用。

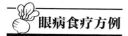

眼病食疗方例

用于高血压眼底病变。

玉米木耳粥：玉米粒 150 克（洗净，水浸泡 4 小时），黑木耳 10 克（温水泡发，洗净，撕碎）。将玉米粒放入电压力锅，加水约 800 毫升，煮粥，完成后，取出玉米及汤，倒入普通锅内，放入木耳同煮至木耳熟烂，放入食盐，调匀，空腹顿服，每日早、晚各 1 次。本方凉血止血活血；降血脂。适用于视网膜动脉硬化、出血。(《中国食疗本草新编》)

【附】玉米须　禾本科植物玉蜀黍的花柱和柱头。味甘、淡，性平。归肾、胃、肝、胆经。功能利水消肿，清肝利胆。并具降血压，降血脂，降血糖作用。眼病食疗应用：①用于高血压视网膜病变。玉米须 15 克，槐花 10 克，海带 15 克。三味加水煎头、二煎，每次约煎 20 分钟，分别于早、晚服。本方清肝凉血，止血软坚。适用于高血压病视网膜动脉硬化、出血、渗出者。(《眼病食疗》) ②用于非增生性糖尿病视网膜病变，视网膜出血或黄斑水肿。玉米须 30 克，蚕豆花 15 克（鲜品 30 克），枸杞子 15 克，兔肉（或猪精肉）250 克（洗净，切成小块）。将蚕豆花、玉米须、枸杞子三味用纱布包，扎口，和兔肉一同放入锅内，加适量水及黄酒，大火煮沸后，改用中火将肉煮熟，再改用小火，煎成浓汁，取出药包，加食盐调味，再煮 2 ~ 5 分钟，淋入麻油即成，食肉饮浓汁，顿服或分 2 次服，每日 1 剂。本方凉血止血，利水消肿，降糖明目。（《眼病食疗》）③用作急性闭角型青光眼发作期饮料。玉米须葫芦茶汤：玉米须 30 ~ 60 克，葫芦茶 30 克。二味水煎，去渣取汁，当茶饮。本方清热利水。（《常见病症忌口与食养》）

备注：葫芦茶为豆科植物葫芦茶、蔓茎葫芦茶的枝叶，味苦、涩，性凉。功能清热解毒，利水消积。

赤小豆

【出处】《神农本草经》。

【来源】为豆科植物赤小豆 *Vigna umbellata*（Thunb.）Ohwi et Ohashi 和赤豆 *Vigna angularis*（Willd.）Ohwi et Ohashi 的种子。

【异名】小豆、赤豆、红豆、红小豆、朱小豆、米赤豆等。

【药性】味甘、酸，性微寒。归心、小肠、脾经。

【功能】利水消肿，清热解毒。

【用法用量】水煎服，10 ~ 30 克；或烧汤、煮粥、煮饭、制作糕点等。外用：生研调敷。

【使用注意】本品有利尿作用，故阴虚津伤者慎用。

【现代研究】

成分：赤小豆含蛋白质，脂肪，糖类，粗纤维，钙、磷、铁等元素及维生素 B_1、维生素 B_2，烟酸，还含三萜皂苷。赤豆中分离得到赤豆皂苷 I、II、III、IV、V、VI 等 6 种齐墩果烯低聚糖苷，从赤豆的热水提取物中还得到 D - 儿茶素、D - 表儿茶素等黄烷醇类，从新鲜赤豆种子中分离到原矢车菊素 B_1 和 B_3 等花色素类。

药理：赤小豆药材具有利尿作用，其利尿的主要活性部位为三氯甲烷

萃取部位及正丁醇萃取部位。(《四川中医》2010，28（6）)

眼病食疗方例

1. 用于中心性浆液性脉络膜视网膜病变，黄斑部水肿（盘状神经上皮浆液性脱离）明显。

赤小豆30克，丹参20克，海带20克。三味用水同煎头、二煎，每次约煎20分钟，头、二汁分早、晚2次服。本方利水活血、化痰软坚。尤适宜于黄斑部黄白色点状渗出较多者。本方亦可用于年龄相关性黄斑变性，视网膜神经上皮或色素上皮浆液性脱离。(《眼病食疗》)

2. 用于开角型青光眼，眼压得到控制，但不稳定者。

①冬瓜赤豆汤，与冬瓜同用，以利水健脾。详见第二章第一节冬瓜条。②赤豆30克，红枣10枚（二味洗净，水浸泡1～2小时）。将二味加适量水，大火煮沸，改用小火煮至豆烂，饮汤食枣、豆，每日1剂。本方健脾利水。(《食疗》)

3. 用于慢性结膜炎。

赤小豆35克（洗净，水浸泡1～2小时），丹参12克（纱布包，扎口）。二味加适量水，煮至豆烂，取出丹参药包，加红糖适量，饮汤食豆，每日1剂。本方清热凉血活血。适宜于睑结膜充血较重，血管扩张明显者。(《中华食疗大观》)

4. 用于睑腺炎初起，未化脓者。

赤小豆30克，鸡蛋1只。将赤小豆用家用粉碎机打成细末，用鸡蛋清调匀，涂于患处，匆入眼内，每天2～3次。本方解毒消肿止痛。(《食疗妙方》)

备注：赤豆与赤小豆的主要区别为种脐平而不突起，中央也不凹陷。二者功效应用大致相同，赤小豆偏凉，药用力优，赤豆甘平略偏于补，多当食物。现二者皆作赤小豆混用。

蚕 豆

【出处】《救荒本草》。

【来源】为豆科植物蚕豆 *Vicia faba* L. 的种子。

【异名】佛豆、胡豆、南豆、竖豆、夏豆、罗汉豆等。

【药性】味甘、微辛，性平。归脾、胃经。

【功能】补中益气，健脾利水。

【用法用量】水煎服，30~60克；或研粉。制作菜蔬，可烧汤、炒、煮、炸、制作食品等。

【使用注意】

1. 有蚕豆病病史或已知血液中葡萄糖 - 6 - 磷酸脱氢酶（G - 6 - PD）缺乏者禁食蚕豆。

2. 蚕豆不宜过量食用，否则易致食积腹胀。

【现代研究】成分：种子富含蛋白质，及钙、铁、磷、镁等元素和维生素 B_1、维生素 B_2、维生素 C。种子还含卵磷脂、磷脂酰乙醇胺、磷脂酰肌醇、半乳糖基甘油二酯和磷脂等酯类，尚含胆碱、哌啶 - 2 - 酸、腐胺、精脒、精胺、去甲精胺、巢菜碱苷和伴巢菜碱苷。

 眼病食疗方例

用于中心性浆液性脉络膜视网膜病变，黄斑部水肿（盘状神经上皮浆液性脱离）较重，属水湿上泛者。

蚕豆（干品）30克（水浸泡3~4小时，洗净），冬瓜皮（干品）30克（鲜品可加倍）。将二味加适量水，煎煮20~30分钟，饮汤，蚕豆可去皮食用。每日1剂。本方健脾利水消肿。本方亦可用于非炎症性眼睑水

肿。(《常见眼病食疗》)

【附】

1. 蚕豆花为豆科植物蚕豆的花。味甘、涩,性平。功能凉血止血。并具降血压作用。眼病食疗应用:①用于球结膜下反复出血。蚕豆花15克(鲜品30克),荠菜花(带花、果的荠菜全草)15克(鲜品30克),红枣15枚。三味共同水煎头、二煎,每次约煎20分钟,头、二汁分别于早、晚服,每日1剂。本方凉血止血;补充维生素C、维生素P,增强毛细血管抵抗力。本方亦可用于视网膜出血的早期。(《眼病食疗》)②用于非增生性糖尿病视网膜病变,视网膜出血或黄斑水肿者,与玉米须、枸杞子、兔肉同用,以凉血止血,利水消肿,降糖明目。详见本节玉米条。

2. 蚕豆叶为豆科植物蚕豆的叶或嫩苗。味苦、微甘,性温。功能止血,解毒。眼病食疗应用:用于屈光不正(近视、远视、散光)引起的视疲劳,及电脑视频终端引起的视疲劳(电脑视频终端综合征),原有慢性结膜炎者。蚕豆叶嫩尖100克(洗净,捣烂),猪肝150克(切片)。先将蚕豆叶加适量水,煮沸后,投入猪肝,再加适量精制油、食盐,肝熟即可佐餐食用,每日分2次服。本方补肝,凉血,明目。(《中华食疗大观》)

备注:蚕豆病是一种急性溶血性贫血疾病,多见于大量进食新鲜蚕豆或接触蚕豆花粉后,儿童多于成人。临床表现多呈急性发作,突然出现寒战、高热、黄疸、血红蛋白尿等症状,严重者可发生昏迷、惊厥、休克、心功能不全和急性肾功能衰竭。本病的发病机制较复杂,已知病因为患者红细胞内缺乏葡萄糖 – 6 – 磷酸脱氢酶。

绿 豆

【出处】《开宝本草》。

【来源】为豆科植物绿豆 *Vigna radiata* (L.) R. Wilczak 的种子。

【异名】青小豆。

【药性】味甘，性寒。归心、肝、胃经。

【功能】清热，消暑，利水，解毒。

【用法用量】水煎服，15～30 克，大剂量可用 120 克；或研末；或烧汤、煮粥、制作糕点。

【使用注意】药用不可去皮。

【现代研究】

成分：绿豆种子中含蛋白质，脂肪，糖类，维生素 B_1、维生素 B_2，胡萝卜素等。蛋白质以球蛋白类为主，其组成含甲硫氨酸、色氨酸和酪氨酸。糖类主要有果糖、葡萄糖、麦芽糖。绿豆的磷脂成分中有磷脂酰胆碱、磷脂酰乙醇胺、磷脂酰肌胺、磷脂酰甘油、磷脂酰丝氨酸、磷脂酸。

药理：绿豆汁灌胃降低四氧嘧啶和蛋黄乳液建立的实验性高脂血症小鼠的血清总胆固醇、甘油三酯、低密度脂蛋白胆固醇浓度，增高血清高密度脂蛋白胆固醇浓度。绿豆还有抗氧化，减轻化疗药物毒性，抗肿瘤，保护肝、肾等作用。

【文献摘要】《日华子本草》："益气，除热毒风，厚肠胃。作枕明目，治头风头痛。"《本经逢原》："能明目。"《湖南药物志》："用于火眼，心火上炎，口舌生疮。"

眼病食疗方例

1. 用于慢性结膜炎，干涩，有少量分泌物。

①绿豆白菜心汁，与白菜心同用，以清热解毒，养阴明目。详见第二章第二节小白菜条。②绿豆藕：绿豆 50 克（淘洗净，水浸泡 1 小时），粗壮肥藕 1 节（冲洗干净）。将绿豆装入藕孔内，放入锅中，加适量水，大火煮沸后，小火炖至熟透，调以食盐，当点心食用，本方清热养血。（《药膳食谱集锦》增补版）

2. 用于睑腺炎，未化脓者。

银花绿豆汤：绿豆 30 克（洗净，水浸泡 1 小时），银花 10 克（洗净，纱布包，扎口）。先将绿豆倒入沸水锅中，大火煮沸，改小火煮至绿豆熟烂，放入银花药包，再煮 10 分钟，除去药包即成。早、晚分 2 次服，饮汤食豆。本方清热解毒消肿。本方亦可用于多发性睑腺炎的抗复发治疗。（《眼科病食物疗法》）

3. 用于单纯疱疹性角膜炎，角膜浅层病变恢复阶段，伴舌红口渴者，
青果绿豆汤，与橄榄同用，以清热泻火解毒。补充维生素 B_1、维生素 B_2、维生素 C、维生素 A。详见第一章第二节橄榄条。

4. 用于开角型青光眼，眼压得到控制，但不稳定者。

绿豆冬瓜汤。绿豆 300 克（洗净，水浸泡 1 小时），冬瓜 1000 克（去皮、瓤，洗净切块）。锅内倒入鸡汤（或水）约 500 毫升，大火烧沸，放入葱、生姜，再放入绿豆，沸后，改用小火煨煮 1 小时，再将冬瓜放入，炖至冬瓜软而不烂，调入食盐即成，佐餐食用。本方利水清热明目。尤适宜夏季使用。（《眼科病食物疗法》）

5. 用于年龄相关性白内障初起期。

猪肝绿豆粥：绿豆 60 克（洗净，水浸泡 1 小时），猪肝 100 克（洗净，切片），粳米 100 克。先将绿豆、粳米同放入砂锅中，加适量水，用大火烧沸，改用小火熬煮成稀粥，再放入猪肝，待肝熟后加食盐调味，早、晚分 2 次食，每日 1 剂。本方益气养血，补肝明目。本方亦用于中心性浆液性脉络膜视网膜病变恢复阶段。（《眼科病食物疗法》）

6. 用于眼部恶性肿瘤手术或放疗、化疗后。

绿豆薏仁粳米粥：绿豆 80 克，薏苡仁 50 克（上二味同洗净，水浸泡 1 小时），粳米 250 克。将薏苡仁、绿豆同入锅内，加适量水，大火煮沸，改用小火煮至绿豆熟，加入粳米，共煮至熟烂，分 2~3 次食用。本方清热解毒，健脾益胃。食欲差者尤宜。（《抗癌与食疗》）

7. 用于视神经炎患者的保健。

绿豆 30 克（淘洗净，水浸泡 1 小时），小米（粟米）60 克（淘洗），

蜂蜜 2 汤匙。先将绿豆加适量水，大火煮至豆熟，再加入小米，改用小火煮成粥，当早餐食，或当点心，食时调入蜂蜜。本方补充维生素 B_1，保护视神经。(《眼病食疗》)

8. 用于视网膜动脉硬化，伴血脂高者。

绿豆适量，洗净，晒（晾）干，家用粉碎机打成粉末。每次取绿豆粉 30 克，温开水冲服，每日 2 次，于早、晚饭前服，30 天为 1 个疗程。在疗程开始时，个别病例可出现腹胀、便溏等症状，2~3 天后可自愈，不需停服。本方降血脂，抗动脉硬化。(《中华心血管病杂志》1984，12（1）)

【附】

1. 绿豆皮为豆科植物绿豆的种皮。味甘，性寒。归心、胃经。功能清暑止渴，利尿解毒，退目翳。眼病食疗应用：用于浅层点状角膜炎。绿豆皮、霜桑叶各 10~15 克。二味用水浸泡 1~2 小时，煎煮 5~10 分钟，滤汁去渣，代茶频饮。本方疏风清热退翳，适用于风热较轻者。(《食疗妙方》)

2. 绿豆芽为豆科植物绿豆的种子经浸罨后发出的嫩芽。味甘，性凉。功能清热消暑，解毒利尿。眼病食疗应用：①用于年龄相关性白内障初起期。与青椒同用，以补充维生素 C 及蛋白质。详见第六章第二节辣椒条。②用于睑腺炎，未化脓者。绿豆芽、鲜蒲公英各 30 克。将二味共捣烂敷患处，纱布包封患眼，每日 1~2 次。本方清热解毒，消肿止痛。(《食疗妙方》)

黄 大 豆

【出处】《食鉴本草》，宁源。

【来源】为豆科植物大豆 *Glycine max* (L.) Merr. 的种皮黄色的种子。

【异名】黄豆。

【药性】味甘，性平。归脾、胃、大肠经。

【功能】健脾益气，解毒消肿。

【用法用量】水煎服，30 ~ 90 克；或研末、煮食、炒食、磨豆浆或制作豆腐等。黄大豆熟食健脾益气，生用则性凉，善解热毒。

【使用注意】黄豆较难消化，每次食用不宜过量。

【现代研究】成分、药理：参见黑大豆条。

 眼病食疗方例

1. 用于年龄相关性白内障初起期。

鸽豆汤，与鸽同用，以补肝益肾，健脾补气。详见第四章第一节鸽条。

2. 用于视网膜动膜脉硬化，血脂高者。

醋泡黄豆：黄豆 300 克，（洗净，沥干），醋 900 毫升。将黄豆在热锅内小火翻炒约 30 分钟，待豆熟表皮开裂（不要炒焦），取出放凉，装入广口容器中，将醋倒入，密封浸泡，7 日后食用，每次 15 ~ 20 粒，空腹嚼服，每日 3 次。本方降血脂，抗动脉硬化。（《中国食疗本草新编》）

【附】

1. 豆腐浆（豆浆）为豆科植物大豆种子（一般用黄大豆）制成的浆汁。味甘，性平。归肺、大肠、膀胱经。功能清肺化痰，润燥通便，利尿解毒。眼病食疗应用：①用于年龄相关性白内障初起期。豆浆 300 毫升，鸡蛋 1 只（打入碗中，充分搅拌）。先将豆浆煮沸，倒入鸡蛋，边倒边搅，蛋熟即成，早晨 1 次饮服。本方滋补明目。（《食疗》）②用于原发性青光眼，眼压水平不太高者。豆浆 200 毫升，蜂蜜 30 克。先将豆浆煮沸，调入蜂蜜，搅匀，1 次饮服，每日 1 ~ 2 次。本方利水，降眼压。（《食疗》）

2. 豆腐为豆科植物大豆的种子（一般用黄大豆）的加工制成品。味甘，性凉。归脾、胃、大肠经。功能清热解毒，生津润燥，和中益气。眼病食疗应用：用于慢性结膜炎，眦角痛痒。豆腐 100 克（切成小块），淡竹叶 15 克（鲜品 30 克），白糖适量。先将淡竹叶加水约 500 毫升，煮沸，再加入豆腐，待豆腐熟，拣去淡竹叶，加白糖调味（不放盐），饮汤食豆腐。

本方清热解毒利水。伴口渴尿黄，口舌生疮者尤宜。(《中华食疗大观》)

粟 米

【出处】《名医别录》。

【来源】为禾本科植物粱 *Setarie italica*（L.）Beauv. 或粟 *Setaria italica*（L.）Beauv. Var. *germanica*（Mill.）Schred. 的种仁。

【异名】籼米、小米、秈粟、谷子、寒粟、黄粟、稞子等。

【药性】味甘、咸，性凉。陈粟米：味苦，性寒。归肾、脾、胃经。

【功能】和中，益肾，除热，解毒。陈粟米：除烦，止痢，利小便。

【用法用量】水煎服，15～30克；或煮粥。

【使用注意】《日用本草》载：与杏仁同食，令人吐泻。

【现代研究】成分：种子含蛋白质，脂肪，淀粉，糖类，维生素 B_1、维生素 B_2，胡萝卜素。其中蛋白质有谷蛋白、醇溶蛋白、球蛋白等多种，蛋白质中含多量谷氨酸、脯氨酸、丙氨酸、蛋氨酸和少量赖氨酸。糖类有蔗糖，棉子糖，葡萄糖，果糖和半乳糖。从种子中还分得 α－和 β－粟素，甘油单葡萄糖酯，甘油二葡萄糖酯，非淀粉多糖。种子中还含无机元素钼。

 眼病食疗方例

1. 用于年龄相关性白内障初起期。

黑芝麻炒面：小米粉500克（炒熟），黑芝麻150克（炒香，打成细末），绵白糖50克。将三味充分混合拌匀，装瓶，每次取30克，用沸水拌成稀糊状食用，每日2次。本方益肝肾，补气血，明目。(《眼科病食物疗法》)

2. 用于中心性浆液性脉络膜视网膜病变恢复阶段，黄斑部水肿（盘状

神经上皮浆液性脱离）基本吸收，视力未恢复。

胡萝卜牡蛎粟米粥：陈粟米 100 克（淘洗），胡萝卜 150 克（洗净，切成小粒），牡蛎肉 60 克（洗净，切碎，剁成牡蛎糜糊，盛入碗中，加黄酒、葱花、生姜末，拌和均匀）。先将陈粟米放入砂锅，加适量水，用大火煮沸，再改用小火煨煮 30 分钟，调入牡蛎糜糊，并加入胡萝卜，搅拌均匀，继续用小火煨煮 30 分钟，待粟米、牡蛎熟烂，加食盐调味即成，早、晚 2 次分服。本方补脾肾，益气阴，明目。（《眼科病食物疗法》）

3. 用于糖尿病视网膜病变激光光凝术后，视网膜病变稳定者。

银耳西洋参粥：陈粟米 100 克（淘洗），银耳 30 克（温水泡发，撕碎，切细），西洋参 3 克（家用粉碎机打成极细末）。先将粟米放入砂锅，加适量水，大火煮沸后，拌入银耳，改用小火煨煮 1 小时，待粟米酥烂，粥黏稠时，加入西洋参细末，拌匀即成，早、晚 2 次分服。本方益气养阴，清热降糖。（《眼科病食物疗法》）

4. 用于视神经炎患者的保健。

与绿豆、蜂蜜同用，以补充维生素 B_1，保护视神经。详见本节绿豆条。

黑大豆

【出处】《本草图经》。

【来源】为豆科植物大豆 *Glycine max* （L.） Merr. 的黑色种子。

【异名】大豆、乌豆、黑豆、菽、冬豆子等。

【药性】味甘，性平。归脾、肾经。

【功能】活血利水，祛风解毒，健脾益肾。

【用法用量】水煎服，9～30 克；或煮食；或研末食。

【使用注意】

1. 腹胀、大便溏泄者慎服。

2. 小儿不宜多食。

【现代研究】

成分：黑大豆含较丰富的蛋白质，脂肪，糖类，胡萝卜素，维生素 B_1、维生素 B_2、维生素 B_{12}，烟酸，并含大豆苷、染料木苷等异黄酮类，大豆皂醇A、B、C、D、E等皂苷类，又含胆碱，叶酸，亚叶酸，泛酸，生物素，唾液酸。水解产物中含乙酰丙酸。

药理：大豆总苷能明显抑制单纯疱疹病毒Ⅰ型（HSV－Ⅰ）的复制。大豆还有降血脂和抗动脉粥样硬化、抗氧化和抗衰老、降血糖、抗肿瘤、抗辐射、保肝等作用。此外，大豆中的异黄酮当低浓度时有很弱的雌激素样作用，另一方面，异黄酮对雌激素也有拮抗作用。可能在内源性雌激素水平较低时，异黄酮表现为弱的雌激素促效剂作用，当体内雌激素水平较高时，即表现出抗雌激素作用。

【文献摘要】《本草汇纂》："祛风散热，利水下气，活血解毒，明目镇心，泽肌补骨，止渴生津。"

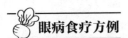

眼病食疗方例

1. 用于年龄相关性白内障初期。

①咸黑豆浆：黑大豆50克（洗净，冷开水浸泡12小时），食盐2克。将黑大豆及浸泡水放入家用粉碎机中打磨成浆，滤渣取汁入锅，加适量水煮沸，去浮沫，即成黑豆浆（或用豆浆机制作），加入食盐，早餐饮用。本方健脾补肾，益气养阴。（《眼科病食物疗法》）②枸杞首乌黑豆汤：黑豆50克（洗净，水浸泡1~2小时），枸杞子20克，制何首乌10克（二味洗净，纱布包，扎口）。将黑豆与枸杞子、何首乌药包同入锅中，加适量水煎煮，至黑豆熟烂，除去药包，饮汤食豆，每日1剂。本方养肝滋肾，补血填精。适宜偏于精血两亏者。（《眼科病食物疗法》）③黑豆30克（洗净，水浸泡1~2小时），桂圆肉10枚。二味同入锅中，加适量水煎

煮，至黑豆熟烂即成，当点心食，每日1次。本方健脾补心，益肾明目。适宜偏于心脾两虚者。(《食疗》)

2. 用于老视（老花眼）的保健。

黑大豆50粒。将黑大豆加适量水煮熟，豆与汤一次服下，早晨食用。本方补肝肾，抗衰老。(《眼病食疗》)。

3. 用于屈光不正（近视、远视、散光）引起的视疲劳，及电脑视频终端引起的视疲劳（电脑视频终端综合征），属肝肾亏虚者。

黑豆粉1匙，核桃仁泥1匙（核桃仁泥制法参见第一章第一节胡桃仁条），牛奶1杯，蜂蜜1匙。将黑豆粉、核桃仁泥放入碗中，冲入煮沸过的牛奶，再加入蜂蜜，调匀，每天早晨或早餐后食用，或当早餐，另加早点。本方益肝肾，补精血，明目。(《眼病食疗》)

4. 用于糖尿病视网膜病变光凝术后，视网膜病变稳定者。

西洋参煨黑豆：黑大豆500克（拣除杂质，洗净，水浸泡1~2小时），西洋参10克（家用粉碎机打成极细末）。将黑大豆入锅，加适量水，先用大火煮沸，改用小火煨煮1小时，待黑大豆熟烂，调入西洋参细末，继续煨煮，至水分蒸发并收干即成，冷却后收贮，每次50克，细嚼食用，每日2次。本方补肾明目，益气养阴。(《眼科病食物疗法》)

备注：黑豆粉制法：黑大豆适量，择除杂物，炒熟后待冷，家用粉碎机打成粉末。

豌 豆

【出处】《绍兴本草》。

【来源】为豆科植物豌豆 *Pisum sativum* L. 的种子。

【异名】荜豆、寒豆、麦豆、雪豆、兰豆等。

【药性】味甘，性平。归脾、胃经。

【功能】健脾，益气，通乳，利水，解毒。

【用法用量】水煎服，60~125克；或煮食、煮粥、煮饭、制作糕点等。

【使用注意】炒熟的干豌豆不易消化，不宜过多食用。

【现代研究】

成分：豌豆种子的蛋白质中含植物凝集素，豆球蛋白，豌豆球蛋白，豆清蛋白和胱氨酸、赖氨酸、天冬氨酸、谷氨酸等十多种氨基酸。豌豆种子还含脂肪酸、卵磷脂等脂类，水苏糖、蔗糖、果糖、葡萄糖、棉子糖等糖类，胺类及维生素C、维生素B_1、维生素B_2，生育酚，胡萝卜素，植酸，去氢抗坏血酸等。

眼病食疗方例

1. 用于年龄相关性白内障初期，偏于脾虚者。

①豌豆菠菜粥：豌豆30克（温水泡软），菠菜50克（择洗干净，入沸水锅中焯2~3分钟，捞出切碎），大米60克。将豌豆、大米放入锅中，加适量水，大火煮沸后，改小火煮至米熟豆烂，加入菠菜末，搅匀，再煮至沸即成，早、晚分2次服，每日1剂，可连服1月。本方健脾养血明目。（《食疗大全》珍藏版）②豌豆、赤小豆、黄豆各20克（洗净，水浸泡1~2小时）。三味加适量水，同煮至熟烂，顿服或分2次食，服时可加少量桂花、冰糖调味（糖尿病患者不加冰糖），每日1剂。本方健脾益气明目。（《中华食疗大观》）

2. 用于开角型青光眼，眼压得到控制，基本稳定。

紫菜豌豆羹，与紫菜同用，以健脾利水。详见第三章第二节紫菜条。

【附】豌豆苗　豆科植物豌豆的嫩茎叶。味甘，性平。功能清热解毒，凉血平肝。眼病食疗应用：用于年龄相关性白内障初起期，如与虾仁、番茄等同用，以益肾明目；补充维生素C及锌元素。详见第五章第一节虾条。

薏苡仁

【出处】《神农本草经》。

【来源】为禾本科植物薏苡 *Coix lacryma-jobi* L. var. *ma-yuen*（Roma-net）Stapf. 的种仁。

【异名】解蠡、起实、薏米、米仁、薏仁、苡仁、六谷米、苡米等。

【药性】味甘、淡，性微寒。归脾、胃、肺经。

【功能】利湿健脾，舒筋除痹，清热排脓。

【用法用量】水煎服，10~30克；或浸酒，煮粥，作羹。健脾益胃宜炒用；利水渗湿，清热排脓，舒筋除痹，均宜生用。

【使用注意】

1. 薏苡仁力缓，宜多服久服。

2. 大便燥结者不宜食用。

3. 孕妇慎服。

【现代研究】

成分：种仁含薏苡仁脂，粗蛋白，脂类。脂类中主要为三酰甘油，酯类中的一酰甘油并含有具抗肿瘤作用的 α-单油酸甘油酯。种仁还含具抗补体作用的葡聚糖和酸性多糖 C_{A-1}、C_{A-2} 及降血糖作用的薏苡多糖 A、B、C。薏苡种子中的挥发油含多种成分，其中主要有己醛，己酸，2-乙基-3-羟基丁酸已酯等。

药理：用石油醚浸出的薏苡仁油对蛙的骨骼肌及运动神经末梢，当低浓度时呈兴奋作用，高浓度时呈麻痹作用。如注射于蛙的胸淋巴腔或腓肠肌内，能减少肌肉挛缩，并缩短疲劳曲线。薏苡仁还有抗炎、增强体液免疫、降血糖、抗肿瘤，解热，镇痛等作用。

眼病食疗方例

1. 用于急性结膜炎，热毒挟湿，病程较长，分泌物多且黏。

板蓝根薏苡仁粥：薏苡仁40克（淘洗，浸泡1~2小时），板蓝根30克（洗净），粳米100克。先将板蓝根水煎30分钟，滤渣取汁，将煎液再入锅中，加入薏苡仁、粳米，补加适量水，大火煮沸后，小火熬成稠粥即成，分2次早、晚服。本方清热利湿，解毒凉血。（《眼科病食物疗法》）

2. 用于慢性眼睑湿疹，皮肤轻度红肿，糜烂，渗出黏液，痛痒并作，属湿热互结者。

薏苡仁24克（洗净），荸荠10枚（洗净）。二味同用水煎头、二煎，每次约煎20分钟，头、二汁分上、下午2次服。本方清热利湿。（《眼病食疗》）

3. 用于眼睑肌纤维颤搐（胞睑振跳、眼皮跳），病程较长，属脾虚痰湿阻络者。

苡米扁豆陈皮粥：苡米30克，炒扁豆15克，陈皮10克，大米100克。四味淘洗后，同入锅内，加适量水，浸泡1~2小时，大火煮沸，改用小火煮成粥，当早餐服，服时可加适量红糖调味。本方健脾利湿，化痰舒筋。（《中华食物疗法大全》修订本）

4. 用于开角型青光眼，眼压得到控制，基本稳定。

与黄芽菜同用，以健脾利水。详见第二章第二节黄芽白菜条。

5. 用于中心性浆液性脉络膜视网膜病变，黄斑部水肿（盘状神经上皮浆液性脱离）明显，属水湿上泛者。

与金针菜、白扁豆、赤小豆等同用，以健脾利水消肿。详见第二章第二节金针菜条。

6. 用于眼部恶性肿瘤手术或放疗、化疗后。

绿豆苡仁粳米粥，与绿豆、粳米同用，以清热解毒，健脾益胃。详见本节绿豆条。

常见眼病索引

九、全身疾病与眼病

十、其他眼病